カバー写真提供：読売新聞社（裏表紙）
本文イラスト：松浦ヒロミ（P11・23）
本文イラスト：ふわこういちろう（P27・39・59・133）

●もくじ

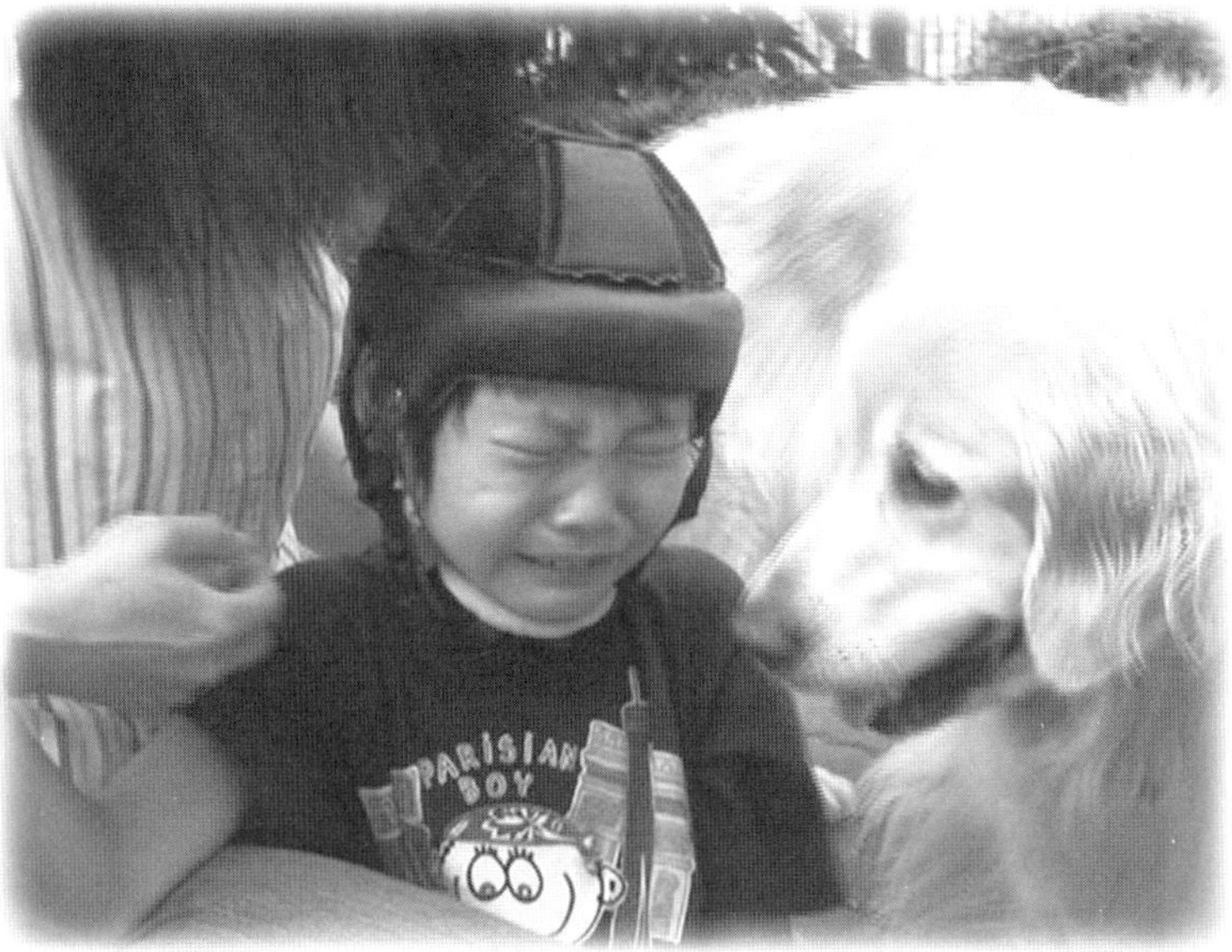

おねがい、ドラえもんくん

朝《あさ》の光《ひかり》が、カーテンのすきまから、しずかにふりそそいでいます。

ふとんの中《なか》で、目《め》をさましたお母《かあ》さんは、また目《め》をつぶりました。

（あと……、あと、十分《ぷん》でいいから、眠《ねむ》りたい。いや、五分《ふん》でええねん、眠《ねむ》らせて。おねがい、ドラえもんくん！）

お母《かあ》さんは、子《こ》どものようにぶつぶついって、ふとんをおでこのあたりまで引《ひ》きよせました。それから、三分《ぷん》もたたないときです。

おはようございます。ボクゥ　ドラえもんです
おはようございます。ボクゥ　ドラえもんです

まくらもとに置《お》かれた《ドラえもん》の目《め》ざまし時計《どけい》が、けたたましい声《こえ》をあげはじめました。お父《とう》さんが、キヨくんのためにと買《か》ってきた目《め》ざまし時計《どけい》は、それはきっちりと、やくそくした時間《じかん》に、元気《げんき》いっぱいの声《こえ》をあげるのです。

(あーあ、ドラえもんくんには、かなわへんなぁ)

「おはようございます」をくりかえすドラえもんの頭《あたま》を、お母《かあ》さんは、ポンとたたきました。青《あお》いからだに赤《あか》いくびれ、胸《むね》のところに黄色《きいろ》のすずをつけたドラえもんは、だまりこくってしまいました。

午前《ごぜん》六時《じ》四十五分《ふん》——、お母《かあ》さんの一日《にち》は、こうしてはじまります。お母《かあ》さんが、たった五分《ふん》でもいいから眠《ねむ》りたいと思《おも》うのには、じつは、わけがあるのです。

お母《かあ》さんといっしょに寝《ね》ているキヨくんは、生《う》まれてまもなく、むずかしい病気《びょうき》になってしまいました。その病気《びょうき》のため、夜中《よなか》でも発作《ほっさ》を起《お》こしてしまうのです。発作《ほっさ》というのは、病気《びょうき》のせいで、よくないことが、とつぜんに起《お》こることです。キヨくんが発作《ほっさ》を起《お》こすと、お母《かあ》さんは薬《くすり》を飲《の》ませたりして、ほとんど眠《ねむ》らないで、キヨくんを見守《みまも》ることもめずらしくありません。だから、ほんとうは、少《すこ》しでも眠《ねむ》っていたいのです。


お母《かあ》さんの朝《あさ》は、それは、てんてこまい。

「おはよう、キヨくん、さあ、起《お》きて！」

となりのふとんの中《なか》で、まだ寝息《ねいき》をたてているキヨくんを、ヨイショっと、だっこすると、お母《かあ》さんは、足音《あしおと》をたてて階段《かいだん》をおりてきます。

「キヨくん、おはよう。さあ、オシッコ、しようね、シー、シー」

でも、キヨくんは、まだ夢《ゆめ》の中《なか》にいるのか、お母《かあ》さんにからだをまかせたままでいます。それでも、お母《かあ》さんの呼《よ》びかける声《こえ》で、キヨくんは、いきおいよくオシッコをジャーッ。

お母《かあ》さんは、手《て》に持《も》っているはだ色《いろ》の小《ちい》さな紙《かみ》きれに、ほんの少《すこ》しだけ、オシッコがかかるようにします。この紙《かみ》きれは、キヨくんの尿《にょう》を検査《けんさ》するための、たいせつな試験紙《しけんし》なのです。はだ色《いろ》の試験紙《しけんし》は、たちまちあざやかな赤《あか》に変《か》わりました。

(うわーっ、よかった。きょうも、ちゃんとケトンが出《で》てる)

お母《かあ》さんは、ほっとした顔《かお》になりました。ケトンについては、あとでふれますが、とにかく、この試験紙《しけんし》がまっ赤《か》になれば、キヨくんの発作《ほっさ》は起《お》きにくいのです。

三月《がつ》になったというのに、ここ四、五日《にち》、冬《ふゆ》のようにさむい日《ひ》がつづいています。

洗面台《せんめんだい》のじゃ口《ぐち》をひねると、水《みず》は手《て》がかじかんでしまうほどのつめたさです。

「さあ、顔《かお》をぶるるん、するよ」

いうが早《はや》いか、お母《かあ》さんは、キヨくんの顔《かお》をつめたい水《みず》で洗《あら》います。

「アー、アー、ウーッ」

キヨくんは声《こえ》をあげて、顔《かお》をしきりにふります。でも、お母《かあ》さんは、手《て》を休《やす》めません。

「ほーら、すっきりしたでしょう」

「アー、アー、ウーッ」

キヨくんは、ようやく目《め》をあけてくれました。

キヨくんは、小学《しょうがく》六年生《ねんせい》です。でも、病気《びょうき》のためなのか、からだは、みんな

より小《ちい》さいのです。たいていの人《ひと》は、キヨくんを小学《しょうがく》三年生《ねんせい》ぐらいだと思《おも》って
しまいます。
キヨくんには、重《おも》い知的障害《ちてきしょうがい》もあります。ことばも、ほとんど話《はな》せません。
おふろに入《はい》ったり、着《き》がえたりといったことも、自分《じぶん》ではできません。大《おお》きな
赤《あか》ちゃんだと、ときどき、お母《かあ》さんはそう思《おも》います。
そんなキヨくんは、ごきげんななめの日《ひ》もあって、お母《かあ》さんのいうことを、
なかなか聞《き》いてくれないこともあります。朝《あさ》ごはんも、思《おも》うように食《た》べてくれ
ないこともあります。
「さあ、できた！　ほーら、朝《あさ》ごはん、食《た》べようね」
でも、きょうのキヨくんは、なかなか口《くち》をあけません。お母《かあ》さんは、できた
ばかりのオムレツを、スプーンでキヨくんの口《くち》の中《なか》に、ぎゅーっと入《い》れるしか
ありません。

そこへ兄《あに》のまさきくんが、学校《がっこう》へ出《で》かける用意《ようい》をして、あわただしくやってきました。まさきくんは、中学三年生《ちゅうがくねんせい》です。

「うわーっ、やばいよ、やばいよ。朝練《あされん》にまにあわへん」

まさきくんは、朝《あさ》ごはんを猛《もう》スピードで食《た》べおえると、玄関《げんかん》のほうへ走《はし》りだしました。

「キヨぉ、きょうもな、がんばれよ」

そう声《こえ》をかけると、まさきくんは、学校《がっこう》にむかって、もう、ダッシュです。

「お兄《にい》ちゃんったら、まったく、せわしないんだから」

ひとりごとをいったあと、お母《かあ》さんは、キヨくんに着《き》がえをさせます。

キヨくんは、とくべつなつくりの「ぼうし」をかぶって登校《とうこう》します。その黒《くろ》いぼうしは、「ヘッドギア」といって、キヨくんにとって、とてもだいじなものです。なぜって？　キヨくんが発作《ほっさ》が起《お》きてたおれてしまったとき、キヨく

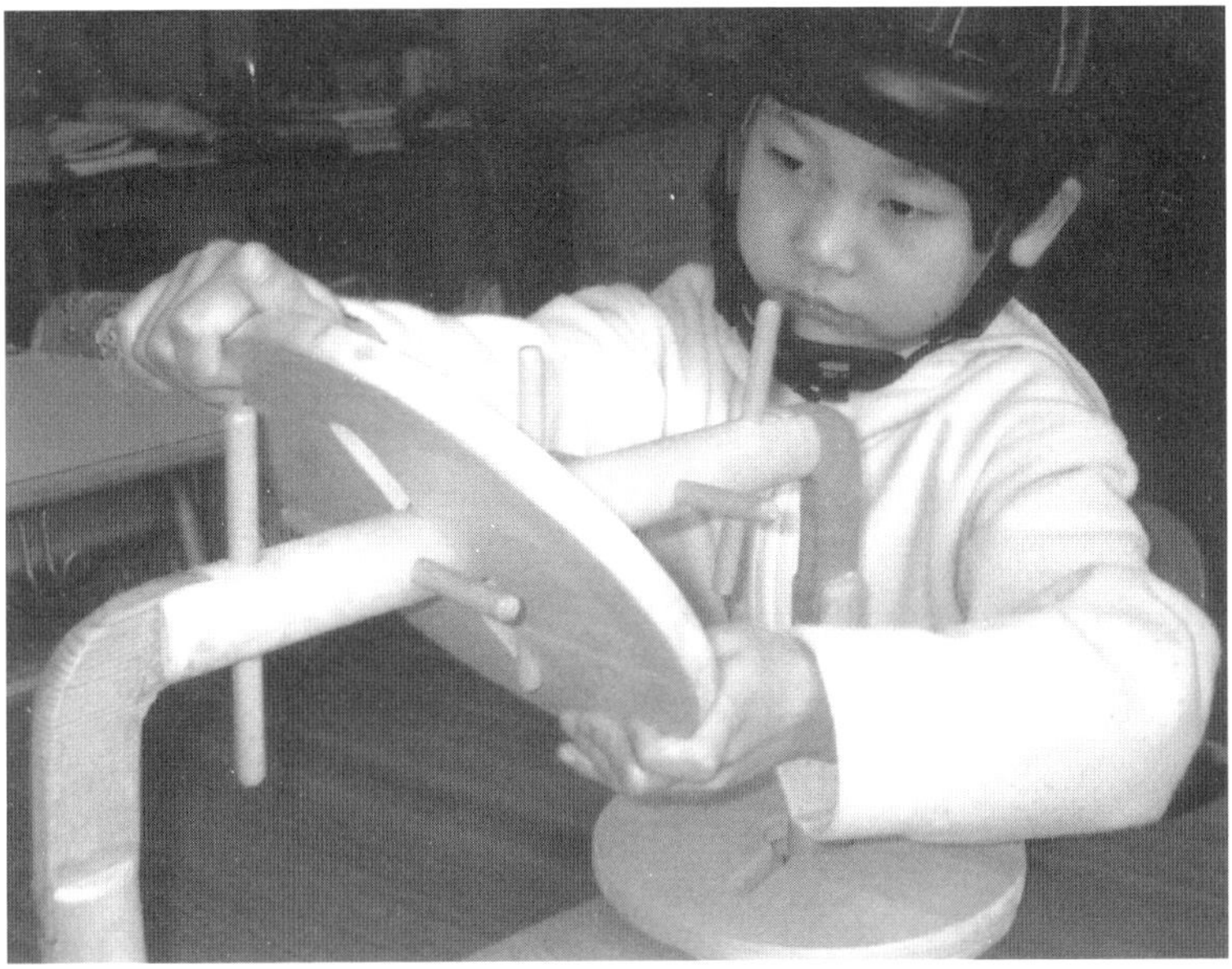

なかよし学級《がっきゅう》で授業中《じゅぎょうちゅう》のキヨくん。お母《かあ》さんが手作《てづく》りした教材《きょうざい》で、しんけんな顔《かお》つきです。頭《あたま》にはヘッドギアをかぶっています。

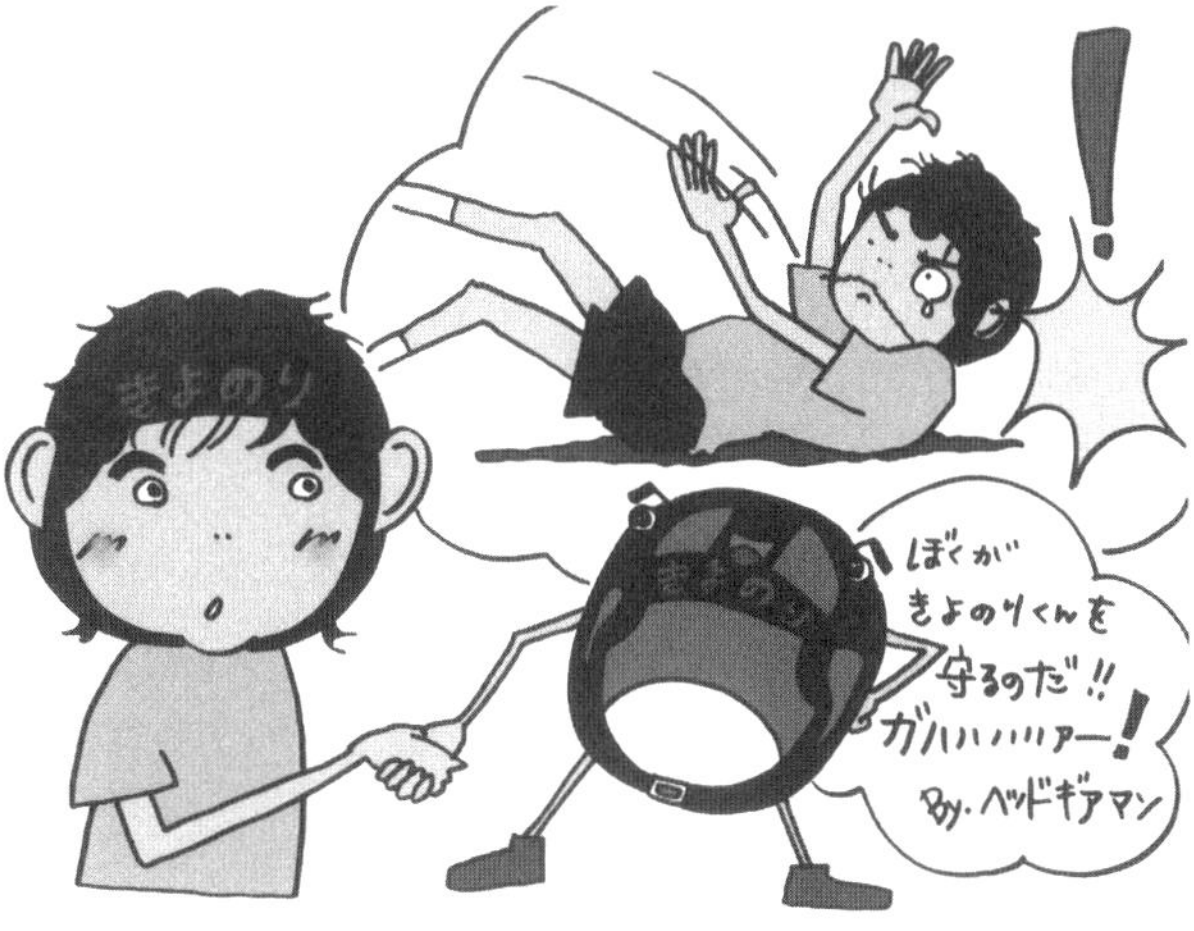
きよのり
きよのり
ぼくが
きよのりくんを
守るのだ!!
ガハハハハアー!
By.ヘッドギアマン

んの頭《あたま》を守《まも》ってくれる「ぼうし」だからです。

キヨくんが通《かよ》う小学校《しょうがっこう》は、家《いえ》から歩《ある》いても、それほど遠《とお》くないところにあります。でもお母《かあ》さんは、学校《がっこう》の許可《きょか》をもらって、毎朝《まいあさ》、キヨくんを車《くるま》で送《おく》っていきます。

キヨくんのクラスは、「なかよし学級《がっきゅう》」といって、障害《しょうがい》をもった子《こ》どもたちの特別支援学級《とくべつしえんがっきゅう》です。

「おはよう、キヨくん。まず、あいさつしようよ」

先生《せんせい》が、キヨくんとむきあって「お、は、よ」と声《こえ》をかけると、キヨくんは、しばらく先生《せんせい》を見《み》つめたあと、

「お……、は……、よ……」

ひとつ、ひとつに力《ちから》をこめて、ゆっくりと声《こえ》にします。すると先生《せんせい》が「ご、ざ、い」とリズムをつけていいます。そして、また、キヨくんにバトンタッチ。

「まっ、しゅ」

キヨくんはそういってから、ピョコンと頭《あたま》をさげました。

「いやぁ、きょうは、いつもよりじょうずにいえたね。キヨくん、えらいぞ」

先生《せんせい》は、心《こころ》のそこからキヨくんをほめると、だきしめてくれます。キヨくんは、それはうれしそうな顔《かお》をして、先生《せんせい》にしがみつきました。

キヨくんを学校《がっこう》に送《おく》った帰《かえ》り道《みち》、お母《かあ》さんは、近《ちか》くの公園《こうえん》にやってきました。

空《そら》は青《あお》く晴《は》れわたって、おそ咲《ざ》きのこぶしの花《はな》が、春《はる》のおとずれをつげています。

(ほんと、いろんなことがあったけど、いまはこんなにも、おだやかな気持《きも》ちでいられるようになった。でも……、あのころは、病気《びょうき》をうらんで、心《こころ》がいじけてしまってた。けど……、あのころがあったからこそ、いま、こんなにも、しあわせを感《かん》じられるんやわ)

公園《こうえん》には、だれもいません。ブランコに腰《こし》をおろしたお母《かあ》さんは、こぶしの花《はな》を見《み》つめました。そのこぶしの白《しろ》い花《はな》が、お母《かあ》さんには、希望《きぼう》をのせて、はるか遠《とお》くにとびたつチョウのように見《み》えました。

そしてお母《かあ》さんは、あのころを、そっと胸《むね》にたぐりよせました。

冬《ふゆ》の三日月《みかづき》

風《かぜ》がときどき、ひゅうー、ひゅるるーんと、うなり声《ごえ》をあげて、ガラス窓《まど》をパタン、パタンと、ノックしています。

さむーい日曜日《にちようび》。でも、林《はやし》さんちの中《なか》は、ほっかほかあったか。三年《ねん》ぶりにふたりめの男《おとこ》の子《こ》が生《う》まれて、もう、五か月《げつ》。名前《なまえ》は、聖憲《きよのり》くん。元気《げんき》いっぱいに育《そだ》って、兄《あに》の将基《まさき》くんは、マシュマロみたいな弟《おとうと》のほっぺに、チューをするのがだーいすき。

風《かぜ》がつめたい日《ひ》も、林《はやし》さんちには、笑《わら》い声《ごえ》があふれています。

夕《ゆう》ぐれ。お父《とう》さんは、ふたりのむすこを、おふろに入《い》れました。

♪　ぞうさん　ぞうさん
　おはなが　ながいのね
　そうよ　かあさんも　ながいのよ

まさきくんとお父《とう》さんのうた声《ごえ》が、おふろ場《ば》からひびいてきます。

(お父《とう》さんの声《こえ》は、張《は》りがあってきれいやけど、ちょっとねぇ、音程《おんてい》がはずれているのが、ざんねんやなぁ)

キッチンで、たまねぎをきざんでいたお母《かあ》さんは、ふふふっといってから、右手《みぎて》で目《め》のあたりをこすりました。たまねぎが目《め》にしみて、ぽろぽろ、涙《なみだ》がこぼれたからです。

「おーい、キヨノリが、さきにあがるぞぉ」

お父《とう》さんの声《こえ》がして、お母《かあ》さんはバスタオルをひろげると、おふろ場《ば》に大《おお》いそぎ。それからリビングで、かすかに石《せっ》けんのにおいのするキヨノリくんのからだを、ていねいにふきました。

「キヨくん、あったまったから、のど、かわいたよねぇ」

お母《かあ》さんが、ほ乳《にゅう》ビンを見《み》せると、キヨくんは両手《りょうて》でそれをしっかりにぎって、ゴクゴクッと、ここちよい音《おと》をたててミルクを飲《の》みはじめました。その飲《の》みっぷりのいいこと。お母《かあ》さんは、たのもしそうにキヨくんをながめました。

そのお母《かあ》さんの目《め》が、つぎのしゅんかん、まばたきをしたあと、ほ乳《にゅう》ビンにくぎづけになりました。

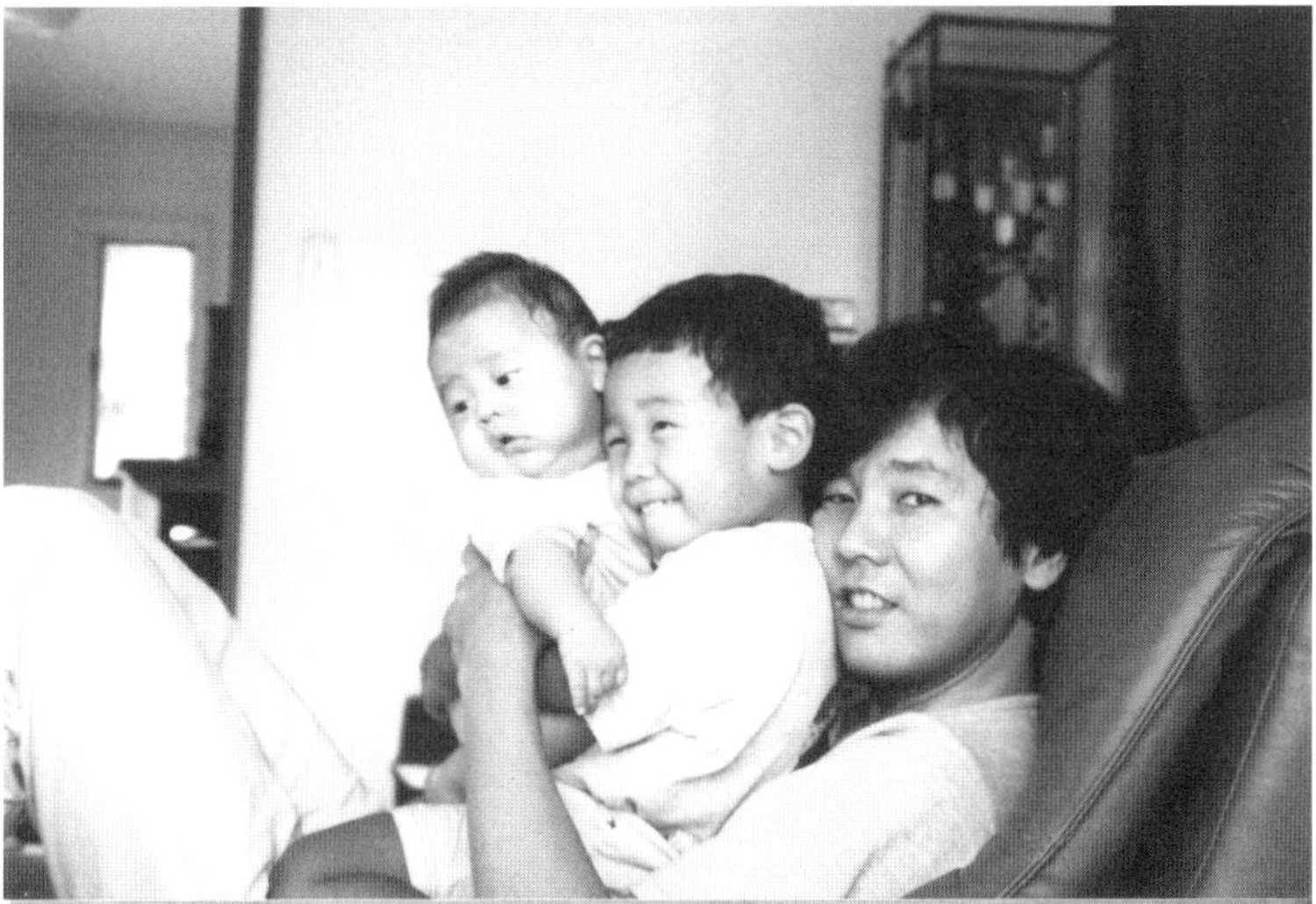

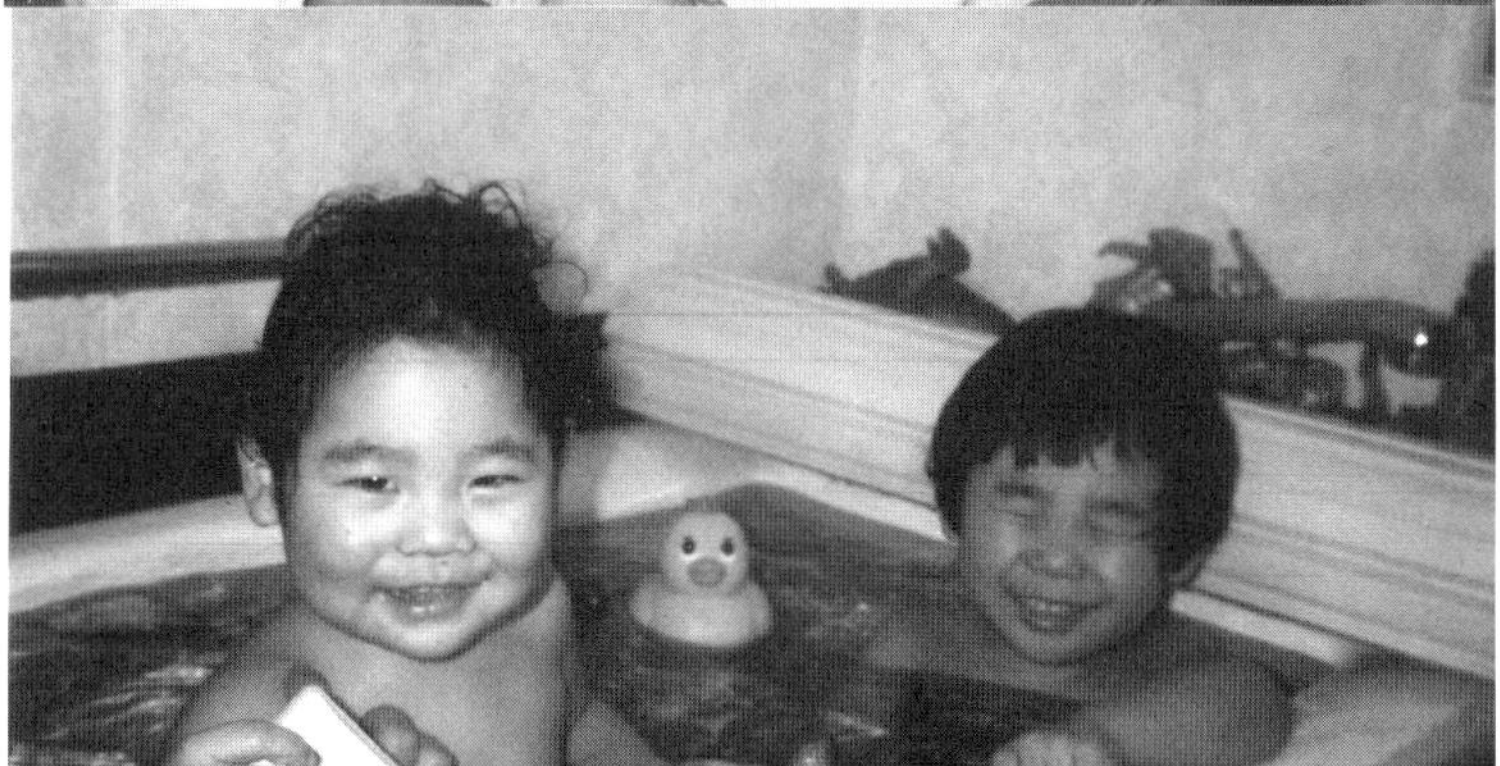

お父《とう》さんといっしょに、なかよし兄弟《きょうだい》、おふろは楽《たの》しいね。
左《ひだり》がキヨくん。

ほ乳《にゅう》ビンをにぎっているキヨくんの小《ちい》さな左手《ひだりて》が、いつもよりかたくなって、だんだん紫色《むらさきいろ》に変《か》わりはじめたからです。

(えっ、いったい、どうしたの……!?)

お母《かあ》さんは、思《おも》わずキヨくんの手《て》から、ほ乳《にゅう》ビンをはずしました。そして、カチカチにかたくなっている左手《ひだりて》をさすってから、その指《ゆび》を一本《ぽん》ずつ、そっとひろげました。

(ねぇ、まだ飲《の》んでるのに、どうしてミルクとりあげちゃうんだよ)

キヨくんのつぶらな瞳《ひとみ》が、そういっているみたいです。でも、しばらくすると、手《て》のひらはやわらかくなって、ほんのりとピンク色《いろ》になりました。ほっとしたお母《かあ》さんは、ふたたびミルクをあげることにしました。

ところが、キヨくんはまた、小《ちい》さな手《て》が紫色《むらさきいろ》になるほど、ほ乳《にゅう》ビンをかたくにぎりしめてしまいます。

（いったい、どうしたん。ねぇ、キヨくん、早《はや》く、早《はや》く、飲《の》みおわって）

お母《かあ》さんは、祈《いの》るような気持《きも》ちで、キヨくんを見《み》つめました。あともう少《すこ》しで飲《の》みおわります。すると、もっとびっくりすることが起《お》きました。キヨくんの左手《ひだりて》と左足《ひだりあし》が、ピクッ、ピクッと、けいれんしだしたのです。

「キヨくん、どうしたん!?　ねぇ、キヨ、キヨ、キヨくん、キヨくん！」

お母《かあ》さんは、むちゅうで名前《なまえ》を呼《よ》びつづけました。キヨくんの口《くち》もとは、笑《わら》っているようにも見《み》えますが、左目《ひだりめ》だけがまばたきをし、右目《みぎめ》は、かっと見《み》ひらいたままです。

「お父《とう》さん、ねぇ、早《はや》くきてぇ。キヨがおかしい、おかしい。お父《とう》さーん、早《はや》くぅ」

お母《かあ》さんのさけび声《ごえ》に、おふろ場《ば》にいたお父《とう》さんが、はだかのまんま、とびだしてきました。お母《かあ》さんにだかれたキヨくんは、左手《ひだりて》と左足《ひだりあし》をがくがくっと、ふるわせています。そこへ、兄《あに》のまさきくんもやってきました。

「うーん、これって、なんかわからへんけど、とにかく、すぐに病院《びょういん》に行《い》こう」

くちびるをひきしめたお父《とう》さんが、お母《かあ》さんを見《み》つめました。

ＪＲ《ジェイアール》の大阪駅《おおさかえき》から電車《でんしゃ》に乗《の》って、およそ三十分《ぷん》ほどすると、しずかな住宅地《じゅうたくち》がひらけます。人口《じんこう》、約《やく》二十二万《まん》三千人《ぜんにん》の兵庫県宝塚市《ひょうごけんたからづかし》です。

ずっと古《ふる》くから温泉《おんせん》のある町《まち》として知《し》られ、少女歌劇《しょうじょかげき》の宝塚大劇場《たからづかだいげきじょう》をはじめ、手塚治虫記念館《てづかおさむきねんかん》などがあります。そして大阪市《おおさかし》や神戸市《こうべし》などに近《ちか》いことから宅地《たくち》がひらかれ、住宅都市《じゅうたくとし》として発展《はってん》をつづけています。

一九九四年《ねん》（平成《へいせい》六年《ねん》）、五月六日《がつむいか》、林聖憲《はやしきよのり》くんは、この町《まち》で生《う》まれました。お兄《にい》ちゃんの将基《まさき》くんは、三《みっ》つ年上《としうえ》です。

お父《とう》さんの林宏昭《はやしひろあき》さんは、大学《だいがく》で経済学《けいざいがく》を研究《けんきゅう》し、学生《がくせい》たちに教《おし》える教授《きょうじゅ》です。ふたりの男《おとこ》の子《こ》が生《う》まれて、お母《かあ》さんの優子《ゆうこ》さんは、毎日《まいにち》、大《おお》いそがし。平和《へいわ》でしあわせな日《ひ》がつづいていました。

けれど、キヨくんの左手《ひだりて》が紫色《むらさきいろ》になった日《ひ》から、しあわせだった暮《く》らしは、少《すこ》しずつ、かたちを変《か》えるようになりました。

病院《びょういん》でみてもらうと、お医者《いしゃ》さんは、こういいました。

「てんかんですね。でも、心配《しんぱい》するほどのことはありません。いまは、いいお薬《くすり》がありますから、三、四年《ねん》すればなおりますよ」

《てんかん》というのは、急《きゅう》にからだの筋肉《きんにく》がひきつったようになって、息《いき》をするのも苦《くる》しくなってしまう発作《ほっさ》を起《お》こしたりします。この日《ひ》からキヨくんは、けいれんをおさえるための薬《くすり》を飲《の》むことになりました。

キヨくんが生《う》まれて、七か月《げつ》がたちました。ピクン、とつぜん、キヨくんのからだがかたくなって、発作《ほっさ》がはじまります。

「ウー、ウウッー、ウッ、ウッー」

赤《あか》ちゃんとは思《おも》えないようなうなり声《ごえ》をあげて、キヨくんは、からだをそらします。目《め》をむいて、両手《りょうて》と両足《りょうあし》をがくがくとけいれんさせます。くちびるが、みるみる紫色《むらさきいろ》に変わってしまいます。

発作《ほっさ》が起《お》きるたびに、お母《かあ》さんは、キヨくんが死《し》んでしまうのではないかと、こわくてこわくて、おろおろするばかりでした。

息《いき》ができない――、それは、とってもつらいことだよね。鼻《はな》と口《くち》をつまんでみてください。三十秒《びょう》もしないうちに苦《くる》しくなって、手《て》をはなしてしまうよね。けれどキヨくんは、どんなに苦《くる》しくても、発作《ほっさ》がおさまるまで、がまんするしかないのです。これが、キヨくんのてんかん発作《ほっさ》なのです。

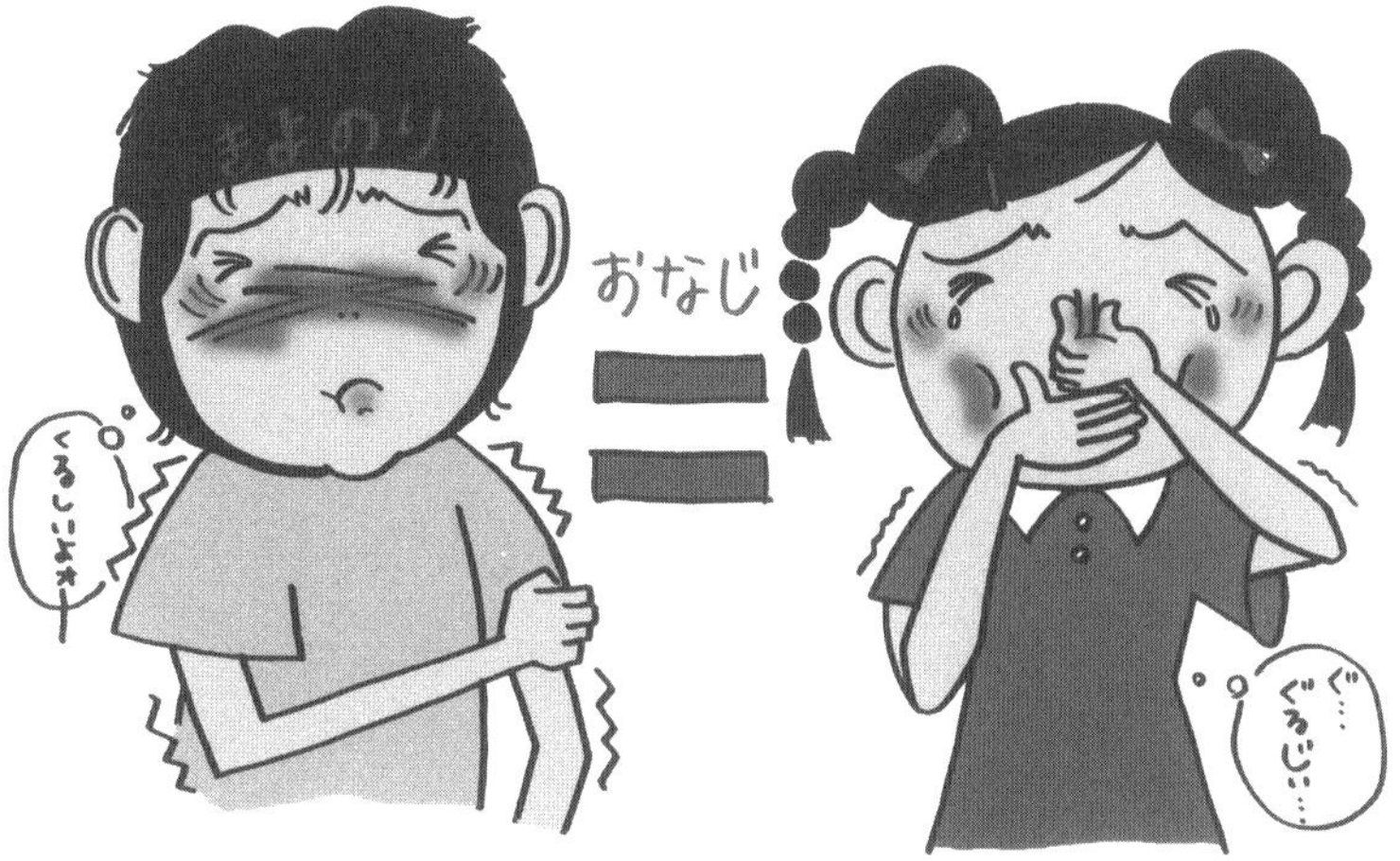

てんかんの発作《ほっさ》は、息《いき》をしてないのとおなじくらいに苦《くる》しいものなのです。

その日《ひ》、お父《とう》さんは、仕事《しごと》のかんけいで、東京《とうきょう》に出《で》かけていきました。帰《かえ》ってくるのは、あさっての夕《ゆう》がたです。

「やっぱり、お父《とう》さんがいないと、なんか、へんだよね。あら、もうこんな時《じ》間《かん》やったん。ほら、まさき、もう寝《ね》ないとね。さあ、歯《は》みがきしてらっしゃい」

キヨくんをだっこしたお母《かあ》さんが、立《た》ちあがってストーブの火《ひ》を消《け》しました。かべの時計《とけい》は、あと十分《ぷん》で午後《ごご》十時《じ》をさそうとしています。

(今夜《こんや》も、どうか、発作《ほっさ》が起《お》きませんように……)

お母《かあ》さんは、いつも心《こころ》の中《なか》で、そう祈《いの》ります。もうすぐ四歳《さい》になるまさきくんは、パジャマに着《き》がえはじめました。

パジャマジャ　マジャマジャ　マジャマジャ　パジャマデ　オッジャマ

歌《うた》をうたって、まさきくんが、パジャマの上着《うわぎ》のボタンをとめおえたときです。

「ウゥー、ウーッ、ウッ、ウウッー」

お母《かあ》さんのうでの中《なか》で、キヨくんが両手《りょうて》をわなわなふるわせて、大《おお》きくからだをのけぞらせました。白目《しろめ》をむいて、からだがこわばるのが、お母《かあ》さんの胸《むね》につたわってきます。

「キ、キヨくん、キヨくん！」

お母《かあ》さんは、キヨくんの背中《せなか》をなでるしか、なすすべがありません。はげしいけいれんは、なかなかおさまってくれません。

(どないしよう……、このままじゃ、死《し》んでしまうかもしれへん)

お母《かあ》さんは、むちゅうで受話器《じゅわき》をとりあげました。

「もしもし、子《こ》どもが、けいれんを起《お》こしています。救急車《きゅうきゅうしゃ》を、救急車《きゅうきゅうしゃ》をおねがいします」

「はい、すぐに手配《てはい》します」

「すみません、あのぅ、もうこんなにおそい時間《じかん》ですから、ご近所《きんじょ》にめいわくをかけてしまいます。サイレンは、鳴《な》らさずにきてほしいんですが……」

「いや、それはできません。規則《きそく》ですから」

「わかりました。それじゃ、これから子《こ》どもをだいて家《いえ》をでますから、少《すこ》しはなれた橋《はし》のたもとで、待《ま》っていてください。お、おねがいします」

受話器《じゅわき》をもどすと、キヨくんを毛布《もうふ》でくるんだお母《かあ》さんは、表《おもて》へ走《はし》りだしました。まさきくんのことは、いまは、お母《かあ》さんの頭《あたま》の中《なか》にはありません。家《いえ》の前《まえ》の白《しろ》い坂道《さかみち》を、お母《かあ》さんは、ころげるようにしてかけおりていきます。

「お母《かあ》さーん、待《ま》ってよ、待《ま》ってぇ！　ねぇ、おいていかないで、お母《かあ》さーん!!」

そのあとを、はだしのまんまのまさきくんが、泣《な》きながら追《お》いかけます。

「お母《かあ》さん、お母《かあ》さーん！」

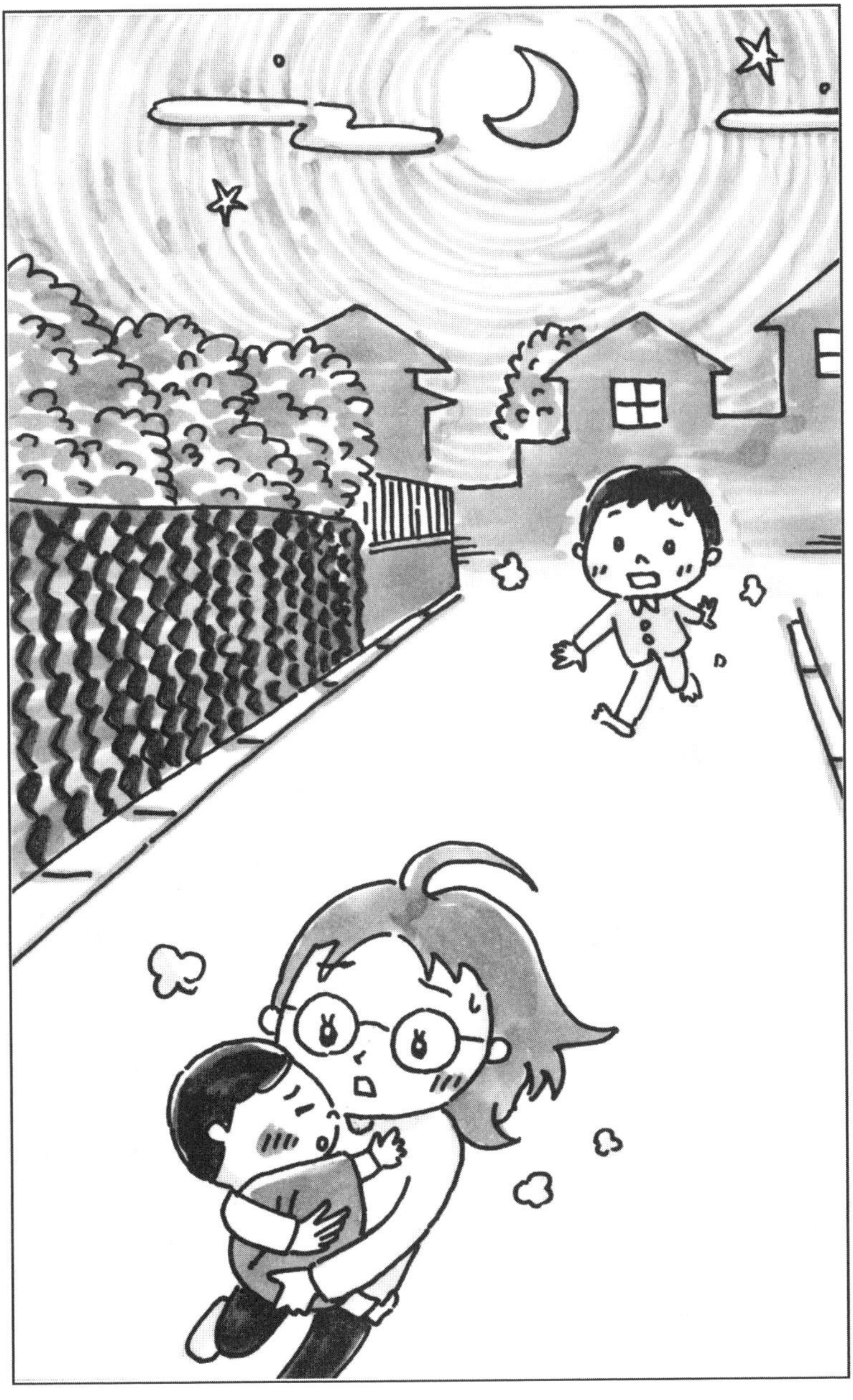

しずまりかえった住宅地《じゅうたくち》に、まさきくんの声《こえ》がひびきわたりました。でも、お母《かあ》さんは、ふりむきもしないで、なおもかけていきます。

(ごめんね、ごめんね、まさき。でもね、いそがないと、キヨくんが、キヨが死《し》んでしまうねん)

お母《かあ》さんは、心《こころ》の中《なか》であやまりながら、まっかな光《ひかり》がついた車《くるま》をめざしました。くちびるをかみしめたまさきくんは、ひたすらお母《かあ》さんを追《お》いかけました。さえわたった冬《ふゆ》の空《そら》に、三日月《みかづき》が、ぽつんと、さびしそうにうかんでいる夜《よる》のことでした。

指《ゆび》きり、げんまん

キヨくんに発作《ほっさ》が起《お》きたとき、お母《かあ》さんは救急車《きゅうきゅうしゃ》の係《かかり》の人《ひと》に、サイレンを鳴《な》らさないでほしい、そう、たのみました。それは、近所《きんじょ》の人《ひと》たちに、めいわくがかかるからということもありましたが、もうひとつ、理由《りゆう》があったのです。

じつは、お母《かあ》さんは、思《おも》いがけなく起《お》こったキヨくんの病気《びょうき》を、すなおにみとめることができませんでした。てんかんは、人《ひと》に知《し》られてはいけない病気《びょうき》なのだ、はずかしい病気《びょうき》なのだ、そんなよこしまな気持《きも》ちが、お母《かあ》さんを、がんじがらめにしてしまったのです。

〝よこしま〟というのは、ものごとを正《ただ》しくとらえられないことです。

だからお母《かあ》さんは、キヨくんの病気《びょうき》のことをだれにも話《はな》さず、キヨくんのすがたを近所《きんじょ》の人《ひと》たちに見《み》られることを、さけるようになりました。車《くるま》で買《か》いものに行《い》くほかは、ほとんど外《そと》に出《で》ません。近《ちか》くの公園《こうえん》に、キヨくんをつれていくこともありません。

（公園《こうえん》であそんでいるとき、もしも発作《ほっさ》が起《お》きたら、みんなから、へんな目《め》で

見《み》られてしまう）

そんな気持《きも》ちが、お母《かあ》さんを、すっぽりつつみこんでしまったのです。

兄《あに》のまさきくんは、幼稚園《ようちえん》にかよっていますから、お母《かあ》さんは毎日《まいにち》、キヨくんとふたりで、家《いえ》の中《なか》にとじこもったままです。

（どうか……、発作《ほっさ》が起《お》きませんように）

ただそれだけを考《かんが》えて、毎日《まいにち》をすごすようになりました。キヨくんには、テレビを見《み》せることができません。どうしてなの？　と思《おも》うよね。というのも、キヨくんのけいれんの発作《ほっさ》は、ふしぎなことに、太陽《たいよう》の光《ひかり》や、テレビの画面《がめん》の明《あか》るい光《ひかり》を見《み》ると、起《お》こりやすいことがわかったからです。

そのため、お母《かあ》さんは、窓《まど》から光《ひかり》が入《はい》らないように、カーテンをしめるようになりました。それでもキヨくんは、ちょっとしたきっかけでけいれんを起《お》こし、もがき苦《くる》しみました。

どこにも出《で》かけられないということは、とてもつらいことです。一日《にち》が長《なが》く、長《なが》く、感《かん》じられます。時計《とけい》は、こわれているかと思《おも》うくらいに、ゆっくりとしか進《すす》みません。それでもお母《かあ》さんは、キヨくんをつれて、散歩《さんぽ》に出《で》かける気持《きも》ちになれませんでした。

ツバメがひくく空《そら》をとんで、緑《みどり》のわか葉《ば》が目《め》にしみるような季節《きせつ》――。満《まん》一歳《さい》のたんじょう日《び》をむかえたころから、キヨくんは、ひとり歩《ある》きができるようになりました。でも、タッタカ、タッタというわけにはいきません。からだがふらついて、すぐにころんでしまいます。

「ほーら、キヨくん、がんばれ、がんばれ！」

たどたどしい歩《ある》きかただけど、お母《かあ》さんには、キヨくんが、キヨくんなりに成長《せいちょう》していることが、うれしくてなりませんでした。

でも、そのうれしさは、だんだんちがったものになりました。一歳《さい》をすぎたころから、キヨくんは、少《すこ》しのあいだも、じっとしていることができません。

タカタカ　トコトコ　タカタカタカ

そこらを、ただうごきまわるのです。オモチャをとりにいくために、歩《ある》くというのではありません。キヨくんのからだは、キヨくんの気持《きも》ちとかかわりなしに、ひとりでにうごいてしまうのです。

病院《びょういん》のお医者《いしゃ》さんによれば、「多動《たどう》」という症状《しょうじょう》だということです。けいれんの発作《ほっさ》をおさえるために、キヨくんは、いくつもの薬《くすり》を飲《の》んでいます。これは毎日《まいにち》、かかすことができません。けれど、この薬《くすり》には副作用《ふくさよう》があります。副《ふく》作用《さよう》というのは、その病気《びょうき》をなおすはたらきの一方《いっぽう》で、薬《くすり》がもつべつのはたらきがあらわれることです。

キヨくんの場合《ばあい》は、薬《くすり》がけいれんを少《すこ》しでもおさえてくれるかわりに、多動《たどう》

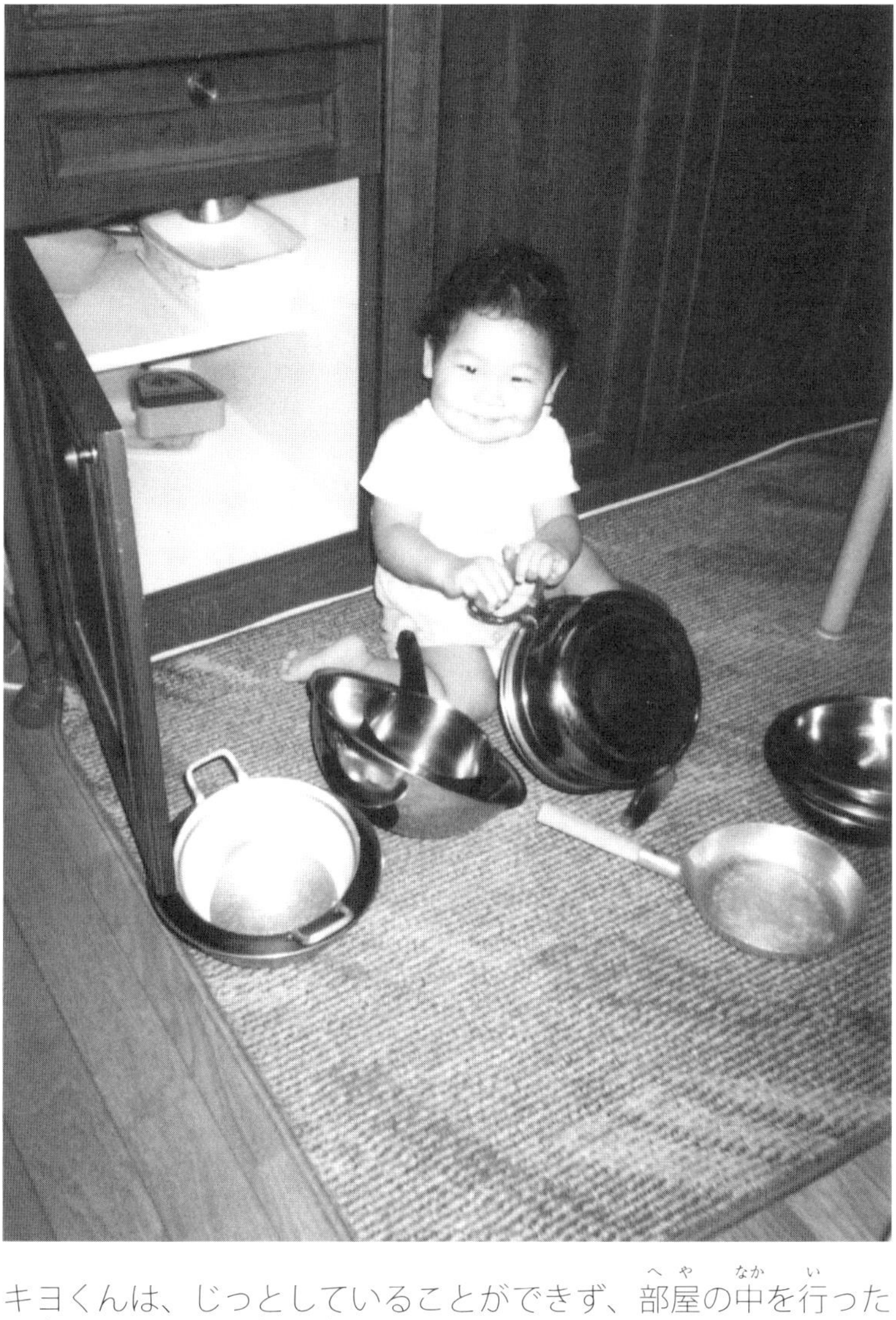

キヨくんは、じっとしていることができず、部屋《へや》の中《なか》を行《い》ったり来《き》たり。ナベを取《と》り出《だ》すのもとくいです。

という副作用《ふくさよう》となったのです。

「キヨくん、おねがいやから、ジッとしていてよ。ほーら、とまれ、とまってよ」

お母《かあ》さんは、キヨくんのあとを、ついてまわるしかありません。でも、キヨくんは、スイッチの入《はい》ったロボットのようにうごきまわって、少《すこ》しもおちついてくれません。

(キヨくんに、スイッチのボタンがあれば、ああ、切《き》ってしまいたい)

つかれはてたお母《かあ》さんは、ふーっとため息《いき》をつくようになりました。

そんなある日《ひ》、ひるさがりのことです。宅配便屋《たくはいびんや》さんがやって来《き》て、お母《かあ》さんは、玄関《げんかん》にむかいました。

「キヨくん、おひるにしようね。おなか、ぺこぺこだよね」

リビングにもどったお母《かあ》さんの目《め》は、あれれっと、まんまるくなりました。

アー、アー、ウウーッ、アー

テレビの上《うえ》に、キヨくんがちょこんとすわっているではありませんか。

「うわあっ、キ、キヨくん、どないして、すわったん！」

びっくりしながら、お母《かあ》さんは、もう、キヨくんから目《め》がはなせないと思《おも》いました。

まもなくキヨくんが一歳半《さいはん》になるころ、発作《ほっさ》がひどくなって、入院《にゅういん》することになりました。そのあいだ、お母《かあ》さんは、キヨくんにつきそわねばなりません。お父《とう》さんは、大学《だいがく》の先生《せんせい》ですから、毎日《まいにち》、とてもいそがしくて、まさきくんを、ずっとみているというわけにもいきません。

そこで、お母《かあ》さんは、兄《あに》のまさきくんを、知《し》りあいの家《いえ》にあずけることにしました。

ピン　ポーン
玄関《げんかん》のチャイムがなって、そこには、まさきくんのよく知《し》っているおばさんが立《た》っていました。

「いつも、めいわくかけてごめんね。二週間《しゅうかん》ほどで帰《かえ》れると思《おも》うんやけど、まさきのこと、よろしくおねがいします」

お母《かあ》さんは、そのおばさんに、頭《あたま》をなんどもさげてたのんでいます。でも、まさきくんは、玄関《げんかん》になかなかすがたを見《み》せません。

「まさき、なにしてんのぉ。おばちゃん、待《ま》ってるねんで。はやく、こっちにきなさい」

お母《かあ》さんは声《こえ》を大《おお》きくしました。ようやく、まさきくんが玄関《げんかん》にやってきました。その顔《かお》は、いまにも泣《な》きだしそうです。お兄《にい》ちゃんといっても、まさきくんは、まだ幼稚園児《ようちえんじ》です。よく知《し》ってるおばさんのうちでも、ほんとうは行《い》きたくないのです。

「……やっぱり、行《い》かなあかん!?」

「なに、いうてんの。まさきひとりで、このおうちにおられへんやろ」

「そやけど……」

うつむきかげんで、くちびるをかみしめたまさきくんの目《め》から、あふれるしずくがこぼれおちました。お母《かあ》さんはしゃがみこむと、思《おも》わずまさきくんをだきしめました。

「ごめんね、ごめんね。でもね、まさきもね、つらくて、さびしいやろうけど……、なんにもいえへんキヨくんは、もっと、つらい思《おも》いしてるんやで。お母《かあ》さんは、キヨくんとがんばってくるから、ねぇ、まさきもがんばれるよね。おばちゃんのうちで、おりこうにして待《ま》っていられるよね」

「うん、わかった。お母《かあ》さん、電話《でんわ》ちょうだいね」

「うん、お母《かあ》さん、かならず電話《でんわ》するからね。いい子《こ》にしててやぁ」

そのあと、もう、まさきくんは、涙《なみだ》を見《み》せませんでした。パジャマやお気《き》に入《い》りのオモチャをつめた青《あお》いリュックを背《せ》おうと、まさきくんは、おばさんと手《て》をつなぎました。

「まさき、いってらっしゃい！」

こみあげそうになる涙《なみだ》をこらえて、お母《かあ》さんは、小《ちい》さくなっていくまさきくんのうしろ姿《すがた》を見《お》おくりました。

二週間《しゅうかん》ほどがたって、キヨくんは退院《たいいん》することができました。

けれど、キヨくんが退院《たいいん》しても、いつ、発作《ほっさ》が起《お》こるかわかりません。そして発作《ほっさ》が起《お》こるたびに、お母《かあ》さんはめそめそ泣《な》きながら、ただ、うろたえるばかりです。

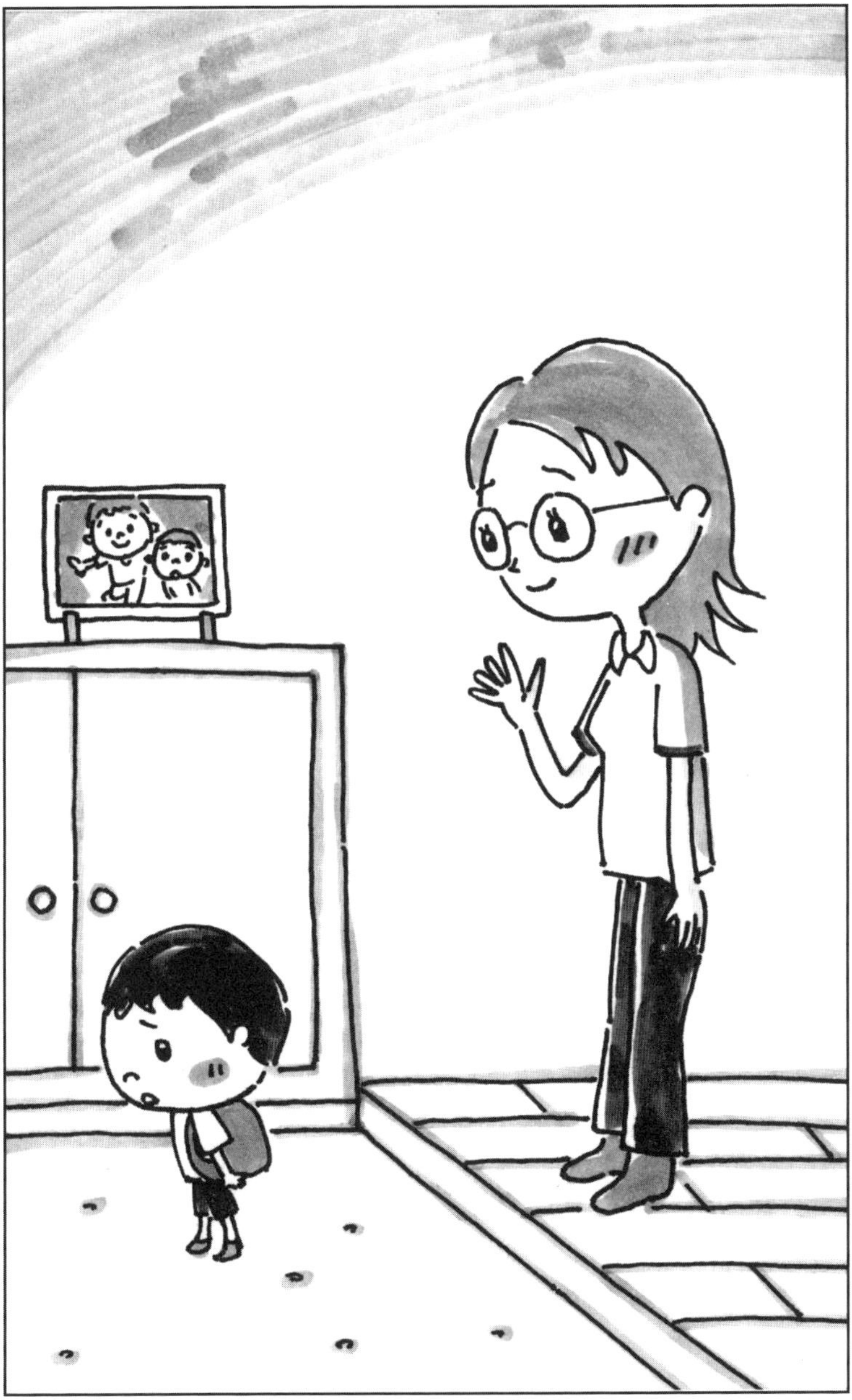

(どうして、どうして発作《ほっさ》が起《お》きるの!?　かぜもひいてないじゃない。おふろだって、あたたまりすぎないように気《き》をつけてる。窓《まど》だってしめきったままだし、テレビだって見《み》せていないのに……)

どうしようもできないことを、どうにかしたいと思《おも》ういらだちが、お母《かあ》さんの胸《むね》の中《なか》で、黒《くろ》いうずのようになってふくらみました。

キヨくんの発作《ほっさ》は、夜中《よなか》にだって、とつぜん起《お》こります。そのため、朝《あさ》までほとんど眠《ねむ》られない日《ひ》も、たびかさなるようになりました。

そんなある日《ひ》、ひさしぶりに、おふろ場《ば》のそうじをしようと思《おも》ったお母《かあ》さんは、ふと鏡《かがみ》をのぞきこんでびっくりしました。

(えーっ、こ、これが、わたしなん……!?)

鏡《かがみ》にうつっているのは、かみの毛《け》がぼさぼさになって、ほほがやせこけ、とろんとした目《め》をしている、まるで、まほうつかいのおばあさんのような自分《じぶん》でした。

へなへなと、おふろ場《ば》にすわりこんだお母《かあ》さんは、声《こえ》をあげて泣《な》きました。

（もう、いやや。もう、もう、いやや……）

お母《かあ》さんは、人《ひと》が変《か》わったようになって、泣《な》きじゃくりました。涙《なみだ》がなくなるのかと思《おも》われるほど泣《な》いて、ようやくもとの自分《じぶん》にもどったお母《かあ》さんは、リビングにやってきました。

そのお母《かあ》さんをのぞきこむようにして、まさきくんがいいました。

「お母《かあ》さん、もう、泣《な》かないで……。ぼく、わらっているお母《かあ》さんがいい。わらっているお母《かあ》さん、かわいいよ。だから、だから、もう泣《な》かないで……」

お母《かあ》さんは、まさきくんに、思《おも》いっきり胸《むね》をどんとおされたようになりました。まだ四歳《さい》になったばかりのまさきくんが、せいいっぱいのことばで、お母《かあ》さんをはげまそうとしている。そのことに、心《こころ》がふるえたからです。

「ありがとう、ありがとう、お兄《にい》ちゃん。お母《かあ》さん、もう、泣《な》かないよ。やくそくするからね、そうや、指《ゆび》きり、げんまんしよう」
指《ゆび》きり げんまん
ウソついたら ハリ センボン
のーます 指《ゆび》きった
お母《かあ》さんは、そっとカーテンをあけました。西《にし》の空《そら》が夕《ゆう》やけで、それはきれいです。その夕《ゆう》やけの色《いろ》が、お母《かあ》さんの胸《むね》の中《なか》にしみこんで、しずかにひろがりました

心《こころ》のスイッチ

街路樹《がいろじゅ》のいちょうの葉《は》が、黄色《きいろ》にそめられ、秋《あき》は、だんだんその色《いろ》をこくし

ていきます。

その日《ひ》、キヨくんは、病院《びょういん》で脳波検査《のうはけんさ》をうけることになりました。けいれんの発作《ほっさ》が、多《おお》いときは、一日《にち》に二十回《かい》ちかく起《お》こるようになったからです。脳波検査《のうはけんさ》というのは、脳《のう》の神経細胞《しんけいさいぼう》が発《はっ》するわずかな変化《へんか》を器械《きかい》で読《よ》みとって、脳《のう》のようすを調《しら》べる検査《けんさ》です。

キヨくんの頭《あたま》に、小《ちい》さなボタンのようなものがつけられます。そのボタンから細《ほそ》くて長《なが》いコードがのびています。このコードは器械《きかい》につながれていて、キヨくんの脳波《のうは》を記録《きろく》するのです。この検査《けんさ》は二十四時間《じかん》、つまり、一日《にち》がかりでおこなわれました。

つぎの日《ひ》、お父《とう》さんとお母《かあ》さんは、病院《びょういん》の先生《せんせい》に呼《よ》ばれました。検査《けんさ》の結果《けっか》を聞《き》きにきてほしいといわれたのです。

(これから、この病院《びょういん》で、どんなことをつげられるのだろう)

それを考《かんが》えると、お母《かあ》さんは、いまにも逃《に》げだしたい気持《きも》ちになりました。

「検査《けんさ》の結果《けっか》がでました」

お父《とう》さんとお母《かあ》さんは、からだをかたくして、じっと、先生《せんせい》の顔《かお》を見《み》つめました。

『結果《けっか》からいいますと、キヨノリくんの病気《びょうき》は、『乳児重症《にゅうじじゅうしょう》ミオクロニーてんかん』だと思《おも》われます。ざんねんなことですが、いまの症状《しょうじょう》はよくありません」

お父《とう》さんもお母《かあ》さんも、はじめて耳《みみ》にするむずかしい病名《びょうめい》でした。

「あのう、具体的《ぐたいてき》にどうよくないのでしょうか」

お母《かあ》さんは、先生《せんせい》にすがりつくように、からだをのりだしました。

「キヨノリくんの場合《ばあい》、お薬《くすり》が効《き》きにくいタイプのてんかんなので、発作《ほっさ》をとめるのがむずかしいのです。それに……、発達《はったつ》のおくれをともないますから、中度《ちゅうど》ぐらいの知的障害《ちてきしょうがい》になりうるということです」

「中度《ちゅうど》の知的障害《ちてきしょうがい》って、どの程度《ていど》なのですか。ことばは……、どうですか。会話《かいわ》はできるようになるのでしょうか」

「それは……、いまのところ、なんともいえません」

「それじゃ、トイレなんか、自分《じぶん》でできるようになりますか」

「なんともいえません」

お母《かあ》さんは、それ以上《いじょう》、たずねる力《ちから》がなくなってしまいました。両手《りょうて》をにぎりしめたお父《とう》さんは、じっとうごきませんでした。

キヨくんが病院《びょういん》の先生《せんせい》からつげられた「乳児重症《にゅうじじゅうしょう》ミオクロニーてんかん」は、英語名《えいごめい》を略《りゃく》して『ＳＭＥ《エスエムイー》』ともいわれます。てんかんの中《なか》でも、発作《ほっさ》がきわめて多《おお》い病気《びょうき》です。

てんかんの発作《ほっさ》で亡《な》くなることは、ほとんどありません。しかし『SME《エスエムイー》』は、発作《ほっさ》が起《お》きると、二時間《じかん》たっても、三時間《じかん》たっても、おさまらないことがあるのです。そのため、息《いき》ができなくなり、亡《な》くなることもあるということです。

お母《かあ》さんは、キヨくんがむずかしい病気《びょうき》をつげられるだろうと、なかば覚悟《かくご》はしていました。けれど、それがほんとうになってみると、なんにもわからないキヨくんが、ただ、かわいそうでなりませんでした。

冬《ふゆ》がすぎて、春《はる》がきて、いつのまにか、風《かぜ》は夏《なつ》のにおいをはこんできます。キヨくんは満《まん》二歳《さい》になりました。

病気《びょうき》は休《やす》んでくれることもなく、とつぜんに、キヨくんを苦《くる》しめます。そのたびに、お母《かあ》さんはうろたえて、買《か》いものに出《で》かけるひまもありません。お母《かあ》さんの心《こころ》の中《なか》は、もう、ゆとりがなくなっていました。そんなある日《ひ》の夕《ゆう》ぐれどきのことです。

「これまでな、お母《かあ》さんには、しんどいめぇばっかりさせたけど、これからはな、オレもキヨノリと、るす番《ばん》ぐらいするから、買《か》いものぐらい、ゆっくりしてきたほうがええよ。これからな、いろいろあるやろうけど、なっ、いっしょにがんばろう」

お父《とう》さんが、そういってくれたのです。お母《かあ》さんは、思《おも》わず涙《なみだ》がこぼれそうになりました。

クリスマスが近《ちか》づいたころ、キヨくんは、また入院《にゅういん》することになりました。大学《だいがく》は冬休《ふゆやす》みですから、お父《とう》さんは、なんとか時間《じかん》のつごうをつけて、まさきくんといっしょに、るす番《ばん》をすることになりました。

「うっわぁ、すげぇ、お父《とう》さん、ほーら、みんな、まっ白《しろ》だよ」

カーテンのすきまから表《おもて》をのぞいたまさきくんが、大《おお》きな声《こえ》をあげました。

その声《こえ》で、お父《とう》さんが、ふとんから起《お》きあがりました。

「いやぁ、寝坊《ねぼう》しちゃってるあいだに、ずいぶん、つもったんやな」

ひさしぶりの雪景色《ゆきげしき》に、お父《とう》さんが目《め》をしばたたかせました。まさきくんとお父《とう》さん、ふたりっきりの朝《あさ》ごはんがすんだときです。

「雪《ゆき》も小《こ》ぶりになってきたから、よーし、雪《ゆき》だるま、作《つく》ろうか」

お父《とう》さんがいいだして、まさきくんが、表《おもて》へとびだしました。スコップで、お父《とう》さんが雪《ゆき》をあつめます。まさきくんも、小《ちい》さなシャベルで雪《ゆき》をあつめます。

「こんなしてぇ、雪《ゆき》だるまつくるの、何年《なんねん》ぶりやろか」

お父《とう》さんは、まるで子《こ》どもにかえったみたいです。三十分《ぷん》ほどで、雪《ゆき》だるまのできあがり。まさきくんの背《せ》たけほどの雪《ゆき》だるま。

「よし、ぼうし、かぶせちゃおう」

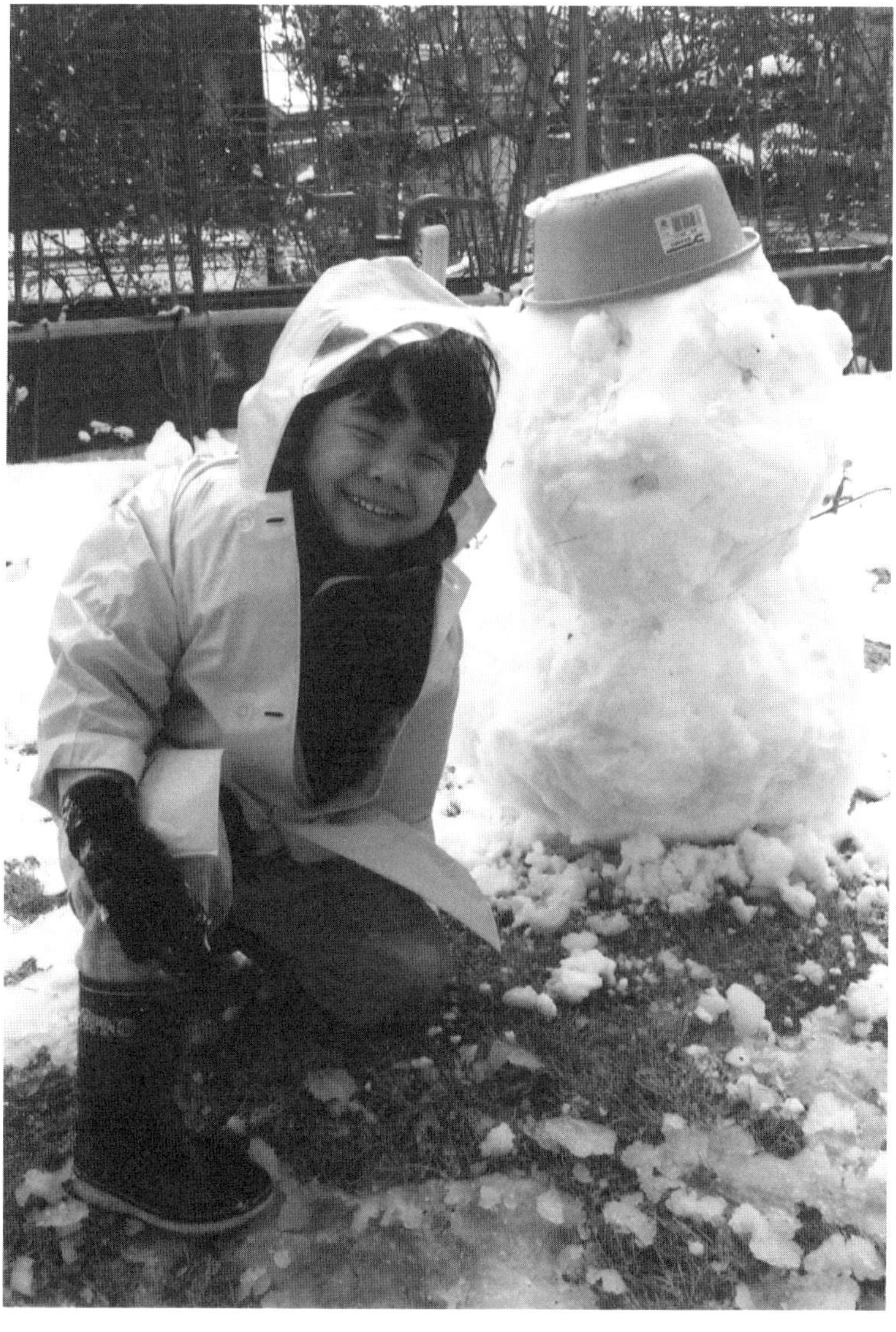

まさきくんがお父《とう》さんといっしょに作《つく》った雪《ゆき》だるま。

おふろ場《ば》から洗面器《せんめんき》を持《も》ってきたまさきくんは、それを雪《ゆき》だるまの頭《あたま》にのせました。

「お父《とう》さん、キヨの雪《ゆき》だるま、雪《ゆき》だるま」

まさきくんは、もう一《ひと》つ、小《ちい》さな小《ちい》さな雪《ゆき》だるまを作《つく》りました。両手《りょうて》にのっけられるほどの雪《ゆき》だるまです。

「ねぇ、これ、キヨに見《み》せてあげたい」

まさきくんは、そう思《おも》いました。でも、病院《びょういん》へ行《い》くあいだに、雪《ゆき》だるまはとけてしまいます。

「そうや、写真《しゃしん》にとろう。それやったら、キヨに見《み》せてあげられる」

雪《ゆき》だるまとならんだまさきくんに、お父《とう》さんがカメラをむけました。

お父《とう》さんとのるす番《ばん》は、まさきくんにとって楽《たの》しいことでしたが、やっぱり夜《よる》になると、急《きゅう》にさびしくなります。

（お母《かあ》さん、お母《かあ》さん、はやく帰《かえ》ってきて）

ベランダで星空《ほしぞら》を見《み》あげるまさきくんの目《め》から、涙《なみだ》がぽつん、ぽつんと、こぼれおちました。


キヨくんの入院《にゅういん》は、十日《とおか》ほどでおわりました。でもお母《かあ》さんは、キヨくんを公園《こうえん》につれだすことができません。幼稚園《ようちえん》から帰《かえ》ると、まさきくんも、うちの中《なか》であそぶようになりました。家《いえ》の中《なか》にとじこもる日々《ひび》は、もう、一年以上《ねんいじょう》もつづいています。

（まさき、ごめんね。お兄《にい》ちゃん、ごめんね）

いつしか、心《こころ》の中《なか》であやまるのが、お母《かあ》さんのくせになりました。

おだやかな昼《ひる》さがり。それなのに、お母《かあ》さんは、暗《くら》い部屋《へや》の中《なか》で、息《いき》をひそめるようにしています。ふと、キヨくんの顔《かお》をながめました。そこには、笑《わら》わない男《おとこ》の子《こ》がいました。

外《そと》であそべないばかりか、友《とも》だちもいない、テレビも見《み》られない。そんなたいくつで暗《くら》い毎日《まいにち》が、キヨくんから笑顔《えがお》さえも、うばってしまったのです。

（いや、キヨくんだけじゃない。お兄《にい》ちゃんだって、そのうち笑《わら》わなくなるかもしれない）

お母《かあ》さんは、ふとい針《はり》で、胸《むね》をつかれたようになりました。

そんなときでした。お母《かあ》さんは「てんかん協会《きょうかい》」の小《ちい》さな本《ほん》に、ある記事《きじ》をみつけました。そこには「ＳＭＥ《エスエムイー》の親《おや》の会《かい》」のことが紹介《しょうかい》されていました。

「いやあ、知《し》らんかったあ、こんな会《かい》があったんや」

その記事《きじ》をなんども読《よ》みかえしたあと、居《い》ても立《た》ってもいられなくなったお母《かあ》さんは、その会《かい》の代表者《だいひょうしゃ》に電話《でんわ》をかけました。すると「ＳＭＥ《エスエムイー》の親《おや》の会《かい》」から、たくさんの資料《しりょう》と手記《しゅき》をまとめた冊子《さっし》がとどきました。

その手記《しゅき》には、キヨくんとおなじ病気《びょうき》の子《こ》どもをもつお母《かあ》さんたちの悩《なや》みや、病気《びょうき》とのたたかいぶりが、すなおに、なんのいつわりもなく書《か》かれていました。そのひとつ、ひとつの文章《ぶんしょう》が、お母《かあ》さんの胸《むね》をノックしました。

（苦《くる》しんでいるのは、わたし、ひとりじゃない……。わたしだけじゃなかった。こんなにたくさんの親《おや》たちが、わが子《こ》のいのちと、真剣《しんけん》にむきあっているんだ。わたしは、なんて弱《よわ》い母親《ははおや》だったんだろう。もっと、強《つよ》くならなくちゃ、もっと強《つよ》くなりたい……）

涙《なみだ》をふくのも忘《わす》れて、お母《かあ》さんは、自分《じぶん》の心《こころ》にやくそくしました。

それから、お母《かあ》さんは、家《いえ》の中《なか》にとじこもる生活《せいかつ》に、きっぱりとサヨナラをつげました。心《こころ》のスイッチを「希望《きぼう》」という方向《ほうこう》にきりかえたのです。

冬《ふゆ》の日《ひ》だまりが、やさしく公園《こうえん》をつつんでいます。お母《かあ》さんは、キヨくんをつれて公園《こうえん》にやってきました。

「きょうは、あったかいから、風《かぜ》が気持《きも》ちいいね」

「ほーら、お友《とも》だちが、あそんでるよ」

「あれ、スズメさんが、おにごっこしてるよ」

「きれいな花《はな》がさいてるよ。スイセンっていうんだよ。いいにおいがするね」

お母《かあ》さんは、つぎからつぎと、キヨくんに話《はな》しかけます。でも、キヨくんは、「アー」「ウー」としか、答《こた》えてくれません。

(でも、いつか、いつか……、おしゃべりしてくれる。だって、あせったってしょうがないもんね。そうやろ、キヨくん)

ベンチに腰《こし》かけたお母《かあ》さんは、キヨくんをだいて、右手《みぎて》で「V《ブイ》サイン」をつくりました。

ねぇ、死《し》なへんのやろ

季節《きせつ》はいくつもめぐって、兄《あに》のまさきくんは、小学《しょうがく》一年生《ねんせい》。弟《おとうと》のキヨくんは、三歳《さい》の春《はる》をむかえました。

まさきくんは、学校《がっこう》でこんな作文《さくぶん》を書《か》きました。

「おとうとのごはん」

おとうとは、びょうきのため、とくべつなごはんをたべています。「ケトンしょく」というごはんです。ふつうのごはんやうどん、くだものやおやつはたべられません。

あぶらがおおいので、たべるとき、おとうとはつらそうです。でも、おのこしをすると、おかあさんにおこられ、ないています。

あぶらばっかりたべているから、おとうとのくちは、いつもくさくなります。ぼくは、おとうとと、ちゅーするときは、いきをとめてするようになりました。

キヨくんは、三歳《さい》をすぎたころから、病院《びょういん》の先生《せんせい》のすすめで、「ケトン食《しょく》」を食《た》べるようになりました。ちょっとむずかしい説明《せつめい》になりますが、脂肪《しぼう》がエネルギーとして使《つか》われた場合《ばあい》、燃《も》えカスが尿《にょう》に出《で》ます。この「燃《も》えカス」がケトンです。

そして、このケトンが尿《にょう》などに出《で》ているときに、てんかんの発作《ほっさ》の回数《かいすう》がへるらしいことがわかってきたのです。そのために、キヨくんは、油分《あぶらぶん》、つまり、脂肪《しぼう》がたくさんふくんだものを、食《た》べたほうがいいのです。

だからキヨくんの食事《しょくじ》は、チーズやマーガリン、マヨネーズなど、油《あぶら》っこいものがたっぷり入《はい》ったものばかりです。まさきくんの作文《さくぶん》にあるように、ふつうのごはんは食《た》べられません。でも、けいれんの発作《ほっさ》をおさえるためには、しかたのないことなのです。

このお話《はなし》のはじめのところで、お母《かあ》さんが、キヨくんのオシッコを試験紙《しけんし》にかけて、その色《いろ》がまっ赤《か》になったとき、よろこんだよね。ケトンが、ちゃんと出《で》ていたからです。

このケトン食《しょく》をはじめてから、お薬《くすり》の量《りょう》も少《すく》なくなって、ふしぎなことに、キヨくんの発作《ほっさ》の回数《かいすう》もへってくれるようになりました。

キヨくんのうちから、白《しろ》い坂道《さかみち》をのぼると、小高《こだか》い丘《おか》が見《み》えてきます。昼《ひる》さがり、お母《かあ》さんはキヨくんをだいて、この丘《おか》の上《うえ》にやってきました。

丘《おか》の上《うえ》から見《み》おろすと、遠《とお》くに緑《みどり》の山々《やまやま》がつらなり、その下《した》に、たくさんの住宅《じゅうたく》が、まるでオモチャのようにならんでいます。

「キヨくん、ほーら、緑《みどり》の山《やま》がきれいやろ」

キヨくんを丘《おか》の上《うえ》にすわらせてから、お母《かあ》さんは、両手《りょうて》を思《おも》いっきりのばして、深呼吸《しんこきゅう》を三《みっ》つほどしました。

「ねぇ、キヨくん、お手々《てて》をね、ヨイショって、上《うえ》にあげてごらん」

お母《かあ》さんは、青《あお》い空《そら》にむかって、また、両手《りょうて》を高《たか》くのばしました。

「ほーら、こうやるとね、気持《きも》ちがいいよ」

キヨくんは、ぽかんとした顔《かお》で、お母《かあ》さんをながめています。それから、ウウーッといったあと、お母《かあ》さんが、びっくりすることが起《お》きました。キヨくんが、また、ウウーッといってから、ゆっくり、ゆっくり両手《りょうて》をのばしたのです。

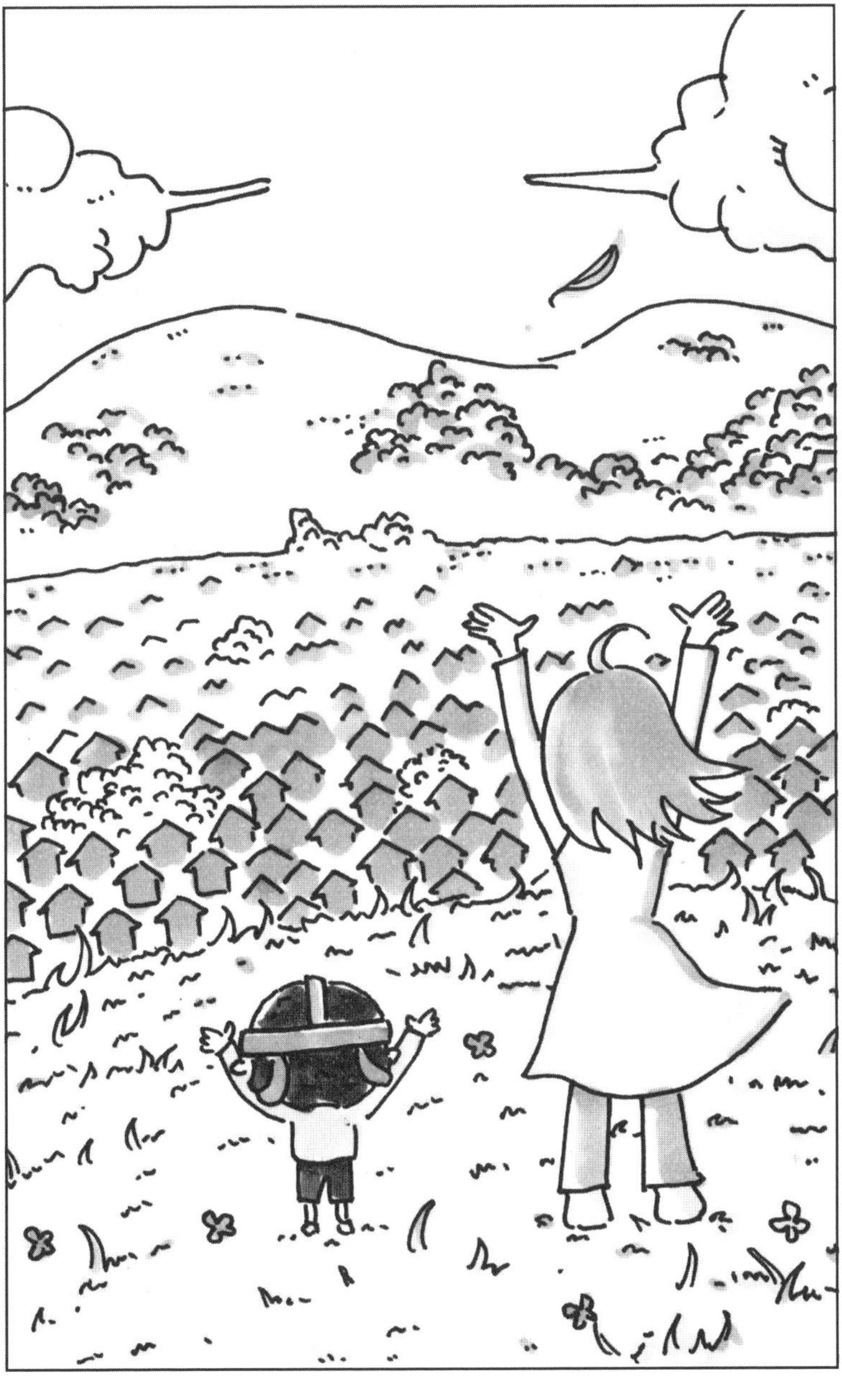

「キヨくん、キヨくん、お母《かあ》さんのいうこと、わかったんやね、キヨくん！」

バンザイをしたキヨくんは、お母《かあ》さんを見《み》つめて、にっこりとほほ笑《え》みました。その日《ひ》、お母《かあ》さんは、夢《ゆめ》をみているみたいで、うれしくてなりませんでした。

うれしいことは、また、かさなりました。あんなに休《やす》みなく、ただ、ふらふらとうごきまわっていたキヨくんですが、それも少《すく》なくなってきました。いや、床《ゆか》にちゃんとすわりこんで、お兄《にい》ちゃんと積木《つみき》あそびもできるようになりました。

そして、お母《かあ》さんは、キヨくんがとても表情《ひょうじょう》がゆたかなことに気《き》がつきました。

ぽろぽろと涙《なみだ》だけが、ほおをつたっているのは、かなしかったり、さみしかったりするときです。くちびるを少《すこ》しとんがらせて、「ウエーン、ウエーン」と声《こえ》をだして泣《な》いているときは、お母《かあ》さんに甘《あま》えたいのです。まゆとまゆのあいだにシワをよせ、目《め》に涙《なみだ》をためているときは、イヤなこと、したくないことをさせられているときです。

(ことばは、まだ、なんにもいえないけど、キヨくんは、いろんな顔《かお》をして、わたしやお父《とう》さんやお兄《にい》ちゃんに、じぶんの気持《きも》ちをつたえてるんやわ)

お母《かあ》さんの胸《むね》の中《なか》に、ほんのりと小《ちい》さな明《あ》かりがともりました。

けれど、その明《あ》かりは、また消《き》えかけました。キヨくんが、あと四か月《げつ》ほどで四歳《さい》になる冬《ふゆ》のことです。

朝《あさ》から、みぞれまじりのつめたい雨《あめ》がふる日《ひ》でした。お母《かあ》さんは、いつものように、おふとんの中《なか》のキヨくんを寝《ね》かせていました。

ねーむれ　ねーむれ　母《はは》のむねに
ねーむれ　ねーむれ……

その子守歌《こもりうた》にキヨくんは、気持《きも》ちよさそうに寝息《ねいき》をたてはじめました。お母《かあ》さんがほっとしたときです。両目《りょうめ》をカッと見《み》ひらいたキヨくんのからだが、ピクン、ピクンと、それは、はげしくふるえて、みるみるうちに、くちびるの色《いろ》が紫色《むらさきいろ》になっていきます。キヨくんをだきしめ、その口《くち》もとに顔《かお》を近《ちか》づけたお母《かあ》さんは、大《おお》きな声《こえ》をあげました。

「ねぇ、お父《とう》さーん、お父《とう》さーん、キヨノリが、息《いき》してない！　息《いき》、してないよぉ～!!」

お母《かあ》さんのさけび声《ごえ》が、しじまをやぶるようにひびきわたりました。となりの部屋《へや》で仕事《しごと》をしていたお父《とう》さんが、とびこんできました。

お父《とう》さんは、病院《びょういん》で習《なら》ったとおり、すぐに自分《じぶん》の口《くち》をキヨくんの口《くち》にあてて、マウス・ツー・マウスの人工呼吸《じんこうこきゅう》をしました。でも、キヨくんは、自分《じぶん》の力《ちから》で息《いき》をしてくれません。

「あかん、あかんわ！　キヨくんのくちびる、まっ黒《くろ》になってしもうてる!!」

お母《かあ》さんは、ひめいに近《ちか》い声《こえ》をあげました。もう一刻《いっこく》のゆうよもなりません。

「まさき、起《お》きるんや、起《お》きるんや！」

お父《とう》さんが叫《さけ》んで、となりの部屋《へや》で寝《ね》ていたまさきくんが、かけだしてきました。

外《そと》は、はげしい雨《あめ》が、地面《じめん》をたたきつけるようにふっています。そのどしゃぶりの中《なか》を、お父《とう》さんが運転《うんてん》する車《くるま》は、スピードをあげながら、ひたすら病院《びょういん》をめざしました。

救急病棟《きゅうきゅうびょうとう》にはこばれたキヨくんのからだに、いくつもの注射液《ちゅうしゃえき》が入《い》れられました。けれど、けいれんは、なかなかおさまりません。

（おねがい、おねがい……、これ以上《いじょう》、この子《こ》を苦《くる》しめんといて……）

お母《かあ》さんは、キヨくんを見《み》つめて、ただ、祈《いの》るしかありません。

「ねぇ、キヨくん、死《し》なへんやろ、死《し》なへんやろ」

お母《かあ》さんの右手《みぎて》をつよくにぎったまさきくんは、はんぶん泣《な》きながら、「死《し》なへんやろ」をくりかえしました。目《め》をとじたお父《とう》さんは、両手《りょうて》をにぎりしめて、じっとうつむいています。

治療室《ちりょうしつ》が、しーんと静《しず》まりかえりました。長《なが》い、長《なが》い、息《いき》がつまるような時《じ》間《かん》がながれて、ようやくみんなの祈《いの》りが通《つう》じました。あれほどはげしかったけいれんが、少《すこ》しずつおさまってきたのです。そして、キヨくんは、自分《じぶん》の力《ちから》で、大《おお》きく息《いき》を吸《す》いこみました。

「もう、だいじょうぶ、だいじょうぶなん!?　キヨくん、死《し》なへんのやろ」

まさきくんは、お母《かあ》さんにしがみつきました。

「もう、だいじょうぶよ。キヨくん、がんばったよ、がんばったね」

「こわかった、こわかった……キヨくん、死《し》んじゃうかと思《おも》ったら、こわかったよぉ」

まさきくんは、しゃくりあげながら、キヨくんの顔《かお》を見《み》つめて泣《な》きました。


「ドラえもん」

ドラえもんのどうぐをひとつ　もらえるなら
ドラえもんのような〈みらいがたロボット〉がほしい
そのロボットの　４じげんポケットで

まず　おとうとのびょうきを　なおしてもらおう
それから〈どこでもドア〉で　いろんなところへいきたい
それから〈タイムふろしき〉で
おかあさんを　すこし　わかがえらせてあげたい

ドラえもんに、ねがいごとがとどきますようにと、まさきくんは、こんな詩《し》を書《か》きました。

そんなねがいがとどいたのか、あの大《おお》きな発作《ほっさ》も、だんだんかげをひそめてくれるようになりました。そして、キヨくんは、テレビも見《み》られるようになりました。

いいえ、もっと、うれしいことがやってきたのです。たいへんな病気《びょうき》をかかえながら、なんと、キヨくんは、幼稚園《ようちえん》に行《い》くことがかなったのです。もちろん、幼稚園《ようちえん》で発作《ほっさ》が起《お》きるかもしれません。

でも、お母《かあ》さんは、キヨくんにいろいろな経験《けいけん》をさせてあげたいと、心《こころ》のそこからそう思《おも》ったのです。その思《おも》いが園長先生《えんちょうせんせい》や、みんなにとどいて、キヨくんは、幼稚園《ようちえん》にかようことができるようになりました。

やってきた「妹《いもうと》」

三日《みっか》ほどふりつづいた雨《あめ》がやんで、道《みち》に小《ちい》さな水《みず》たまりをつくって、空《そら》をうつしています。あっちこっちの家《いえ》の庭《にわ》に、あじさいが、水色《みずいろ》のくすだまをならべたように咲《さ》いています。

土曜日《どようび》。お母《かあ》さんは、まさきくんとキヨくんといっしょに、駅前《えきまえ》にあるスーパーにやってきました。

「お母《かあ》さん、きょうの夕《ゆう》ごはん、天《てん》ぷらがいいなぁ」

「えっ、まーた、天《てん》ぷら!? まさきは、天《てん》ぷらが好《す》きやねぇ。けど、そうしようか」

お母《かあ》さんのすぐ前《まえ》を、ヘッドギアをかぶったキヨくんが、からだを左右《さゆう》にふりながら歩《ある》きます。スーパーの入《い》り口《ぐち》のところで、めがねをかけたおばあちゃんとすれちがいました。

「あんれ、まあ……」

そのおばあちゃんが、ふりかえりました。

「まぁ、めずらしいぼうしやこと。かっこいいわねぇ、ほんま、かっこいい」

おばあちゃんは、キヨくんがかぶっているヘッドギアを、目《め》をほそめてなでました。

ヘッドギアというのは、キヨくんにとってとくべつのぼうしです。なぜかと

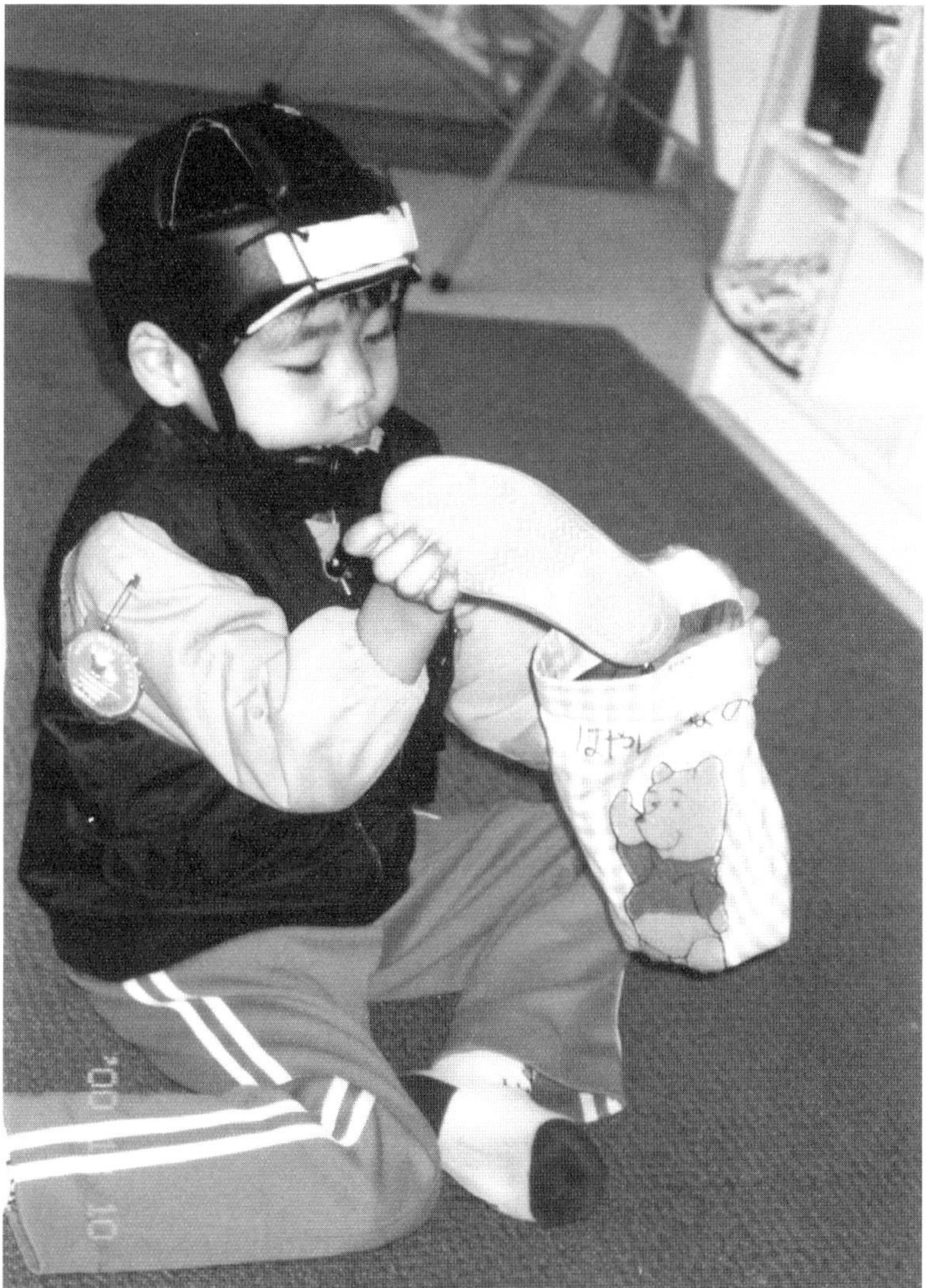

ひとりでは上《うわ》グツもなかなか袋《ふくろ》にいれられませんが、幼稚園《ようちえん》に通《かよ》うことがかなったキヨくん。発作《ほっさ》でころんで鼻《はな》にケガをしてしまい、ヘッドギアのおでこの部分《ぶぶん》を高《たか》くなるようにしました。

いうと、キヨくんはしっかり歩《ある》けないのでころびやすく、それに、発作《ほっさ》でいつたおれてしまうかわかりません。そこで、頭《あたま》を守《まも》るために、いつもヘッドギアをかぶっているのです。

ヘッドギアは、ラグビーの選手《せんしゅ》たちがかぶっているぼうしとおなじようなものです。ちがうのは、ラグビーの選手《せんしゅ》たちは、練習《れんしゅう》や試合《しあい》のときだけかぶればいいのですが、キヨくんは、おふろとごはんを食《た》べるとき、そして眠《ねむ》るとき以《い》外《がい》はずっとかぶっていることです。

スーパーで買《か》いものをした帰《かえ》り道《みち》のことです。駐車場《ちゅうしゃじょう》までやってくると、小学《しょうがく》三年生《ねんせい》ぐらいの女《おんな》の子《こ》と、そのお母《かあ》さんに出会《であ》いました。

(あの子《こ》……、なんであんなへんなぼうし、かぶっているんやろ!?)

女《おんな》の子《こ》はふしぎそうな顔《かお》になって、その目《め》は、キヨくんのヘッドギアにくぎづけになりました。女《おんな》の子《こ》のお母《かあ》さんは、見《み》てはならないものを見《み》てしまったときのように、まゆをひそめています。すると、まさきくんの目《め》が大《おお》きくなって、ふたりをにらみつけました。

いまにも、まさきくんは、ふたりに飛《と》びかかっていきそうなかまえです。女《おんな》の子《こ》とそのお母《かあ》さんは、逃《に》げだすように走《はし》りさりました。まさきくんは、まだ、くちびるをとんがらせて、にらみつけています。

「まさき、そんな目《め》ぇ、しんとき。そんな顔《かお》になってしまうでぇ」

「そやけど……、なんであの女《おんな》の子《こ》とおばさん、あんな目《め》でキヨを見《み》るんや。お母《かあ》さんは、はらたたへんのかぁ」

「人《ひと》はな、めずらしいもんがあったら、見《み》てしまうんよ。けど、キヨくんのこと、じーっと見《み》ている人《ひと》のこと、反対《はんたい》によーく見《み》てごらん。その人《ひと》が、どんな心《こころ》をもっているかが、よーくわかるから。ほら、さっきのおばあちゃん、キヨくんのぼうし、かっこいいわねって、いうてくれたでしょ。きっと、心《こころ》のやさしい人《ひと》やと、お母《かあ》さん、そう思《おも》うわ」

「そやけど……、そやけど……」

その日《ひ》、眠《ねむ》りにつくまで、まさきくんの頭《あたま》の中《なか》で「そやけど」が、ぐるぐるとまわりつづけていました。


まさきくんとキヨくん、お父《とう》さんとお母《かあ》さんの四人家族《にんかぞく》の林《はやし》さんちに、急《きゅう》に家族《かぞく》がひとり、ふえました。といっても、お母《かあ》さんが赤《あか》ちゃんを産《う》んだわけではありません。一ぴきの犬《いぬ》が、林《はやし》さんちにやってきたのです。

それは、一年《ねん》ほど前《まえ》のことです。家族《かぞく》みんなで『姫路《ひめじ》セントラルパーク』へ行《い》きました。そこには、小《ちい》さな動物《どうぶつ》たちをさわったり、遊《あそ》んだりできる「ふれあい広場《ひろば》」がありました。

「キヨくん、ほーら、ウサギさんだよ」

お母《かあ》さんからウサギをわたされたキヨくんは、思《おも》いっきりギュッとにぎりしめました。

それからモルモット、ヤギやヒツジたちとふれあいました。そのつぎは、犬《いぬ》とのふれあいコーナーです。キヨくんは、おとなしくすわっている犬《いぬ》にトコトコ近《ちか》づくと、足《あし》をあげて犬《いぬ》の背中《せなか》にのろうとしました。けれど、犬《いぬ》が大《おお》きすぎて、とてもまたげません。キヨくんは、犬《いぬ》の背中《せなか》に、だきつきました。

そして、犬《いぬ》に顔《かお》を近《ちか》づけると、頭《あたま》をなでまわしました。と、そのときです。犬《いぬ》がペロッとキヨくんの顔《かお》をなめたのです。

「ウッフフフッ、フフフッ」

目《め》をまーるくしたキヨくんが、笑《わら》いだしました。犬《いぬ》もキヨくんを見《み》て、もっとさわっていいよ、とほほ笑《え》んでいるようです。

(キヨくんは、戌年《いぬどし》《犬年《いぬどし》》生《う》まれやから、犬《いぬ》とお話《はなし》ができるんやろか)

キヨくんを見《み》つめながら、お母《かあ》さんの胸《むね》の中《なか》は、ふしぎ色《いろ》にそまって、とってもあったかくなりました。

その夜《よる》、お母《かあ》さんがお父《とう》さんにいいました。

「キヨが病気《びょうき》になってから、これまで犬《いぬ》を飼《か》うことをあきらめてたけど、きょう、あの子《こ》のあんなうれしそうな顔《かお》を見《み》たら……、犬《いぬ》を飼《か》ったら、もっと、あの子《こ》の笑顔《えがお》がふえそうな気《き》がせえへん？」

「そうやな、オレもそう思《おも》った。キヨのためにも、まさきのためにも、犬《いぬ》を飼《か》おう」

こうして、林《はやし》さんちに家族《かぞく》がひとり、ふえることになったのです。

犬《いぬ》の種類《しゅるい》は、ゴールデンレトリバー。生《う》まれて六か月《げつ》の女《おんな》の子《こ》です。でも、人間《にんげん》の年齢《ねんれい》でいうと、もう十歳《さい》ぐらいです。それに、からだがとても大《おお》きいんだよ。でも、ゴールデンレトリバーは、めったに吠《ほ》えたてることがなく、がまんづよくて、なによりやさしくて、かしこい犬《いぬ》なんだって。

夕《ゆう》ごはんがすんだあと、兄《あに》のまさきくんは、もの思《おも》いにふけった顔《かお》です。キヨくんの「妹《いもうと》」になった犬《いぬ》の名前《なまえ》を考《かんが》えているのです。

「そうや、きょうの夕《ゆう》ごはん、天《てん》ぷらやったから、天《てん》ってどうかなぁ。うん、天《てん》って呼《よ》びやすいし、もう、これしかない」

まさきくんは、大好《だいす》きな天《てん》ぷらから、新《あたら》しい家族《かぞく》の一員《いちいん》に「天《てん》」と名《な》づけました。

「天《てん》、すわれ！」

「天《てん》、ボール、とってこい」

「天《てん》、まてぇ！」

まさきくんは、天《てん》ちゃんにぴったりつきそって、まるで犬《いぬ》のトレーナーみたいです。天《てん》ちゃんが家族《かぞく》に加《くわ》わって、家《いえ》の中《なか》は、いっぺんに明《あか》るくなりました。

天《てん》ちゃんがキヨくんのオモチャをくわえてふりまわすと、みんながいっせいに「天《てん》！　いけないぞ!!」と声《こえ》をあげます。すると天《てん》ちゃんは、すごすごと、オモチャをキヨくんに返《かえ》します。キヨくんだけが天《てん》ちゃんをしからないで、にこにこ笑《わら》っています。

（これまでキヨくんに気《き》ぃつかって、あんまり大《おお》きな声《こえ》、ださんかったけど、天《てん》ちゃんがきてから、ほんま、にぎやかになった。心《こころ》のそこからみんな笑《わら》うようになったたし。キヨくんの表情《ひょうじょう》も、ウソみたいに明《あか》るくなった）

お母《かあ》さんは、しみじみそう思《おも》いました。

天《てん》ちゃんという家族《かぞく》がふえたことは、まさきくんにとっても、それはうれしいことでした。というのも、キヨくんが入院《にゅういん》すると、まさきくんは、学校《がっこう》から帰《かえ》ると、ひとりでるす番《ばん》をすることが多《おお》くなりました。

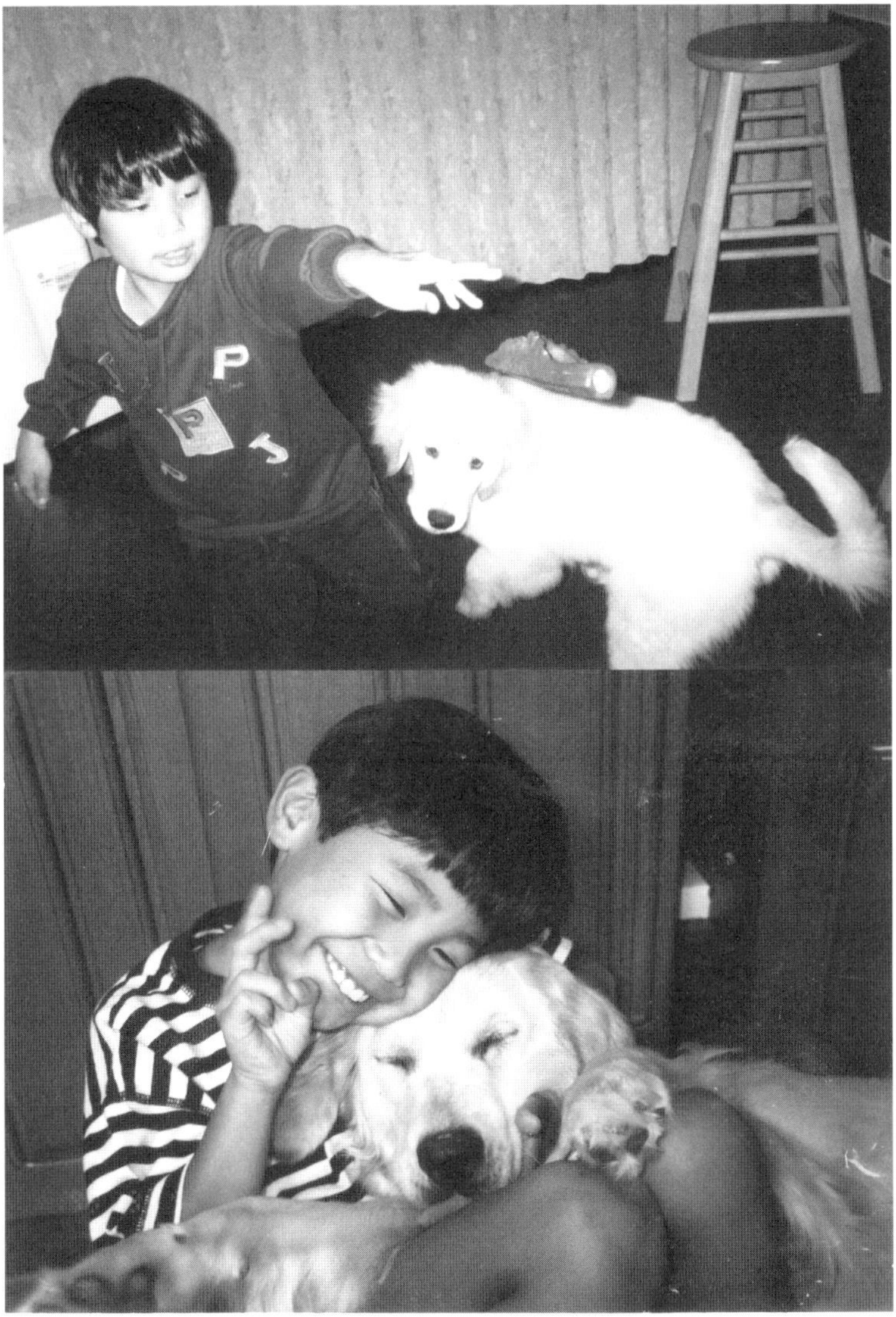

林家《はやしけ》の一員《いちいん》となった天《てん》ちゃんとあそぶ、まさきくん。

でも、天《てん》ちゃんがいることで、まさきくんの心《こころ》は、さびしさでいっぱいになることがなくなったからです。

天《てん》ちゃんは、ほんとうにがまんづよい「妹《いもうと》」です。キヨくんにぶたれても、どんなにふんずけられても、ちっともおこりません。

（もっと、ふんずけちゃってもいいんだよ）

キヨくんとあそぶのが、天《てん》ちゃんには、うれしくてならないのです。そんなようすをながめながら、お母《かあ》さんの心《こころ》に、そよ風《かぜ》がふきました。でも、お母《かあ》さんには、気《き》がかりなことがありました。

ケトン食《しょく》をはじめてから、キヨくんは、光《ひかり》を見《み》ることで発作《ほっさ》を起《お》こすことは少《すく》なくなりました。けれどキヨくんの発作《ほっさ》は、寝入《ねい》りばなに起《お》こるようになったのです。「寝入《ねい》りばな」というのは、眠《ねむ》りについたばかりのころです。だからキヨくんにとっては、昼寝《ひるね》も危険《きけん》です。寝入《ねい》って五分《ふん》もすると、発作《ほっさ》の危険《きけん》にさらされるのです。

（キヨくんが眠《ねむ》りたいときに、眠《ねむ》りたいだけ寝《ね》かせてあげたい）

お母《かあ》さんはそう思《おも》いましたが、キヨくんがひるま、眠《ねむ》たそうにしたら、心《こころ》を鬼《おに》にして起《お》こさなくてはなりませんでした。

そんなときは、天《てん》ちゃんの出番《でばん》です。

「天《てん》ちゃん、キヨくん、キヨくんが……」

お母《かあ》さんが声《こえ》をかけると、天《てん》ちゃんは、キヨくんのそばへ、パッとかけよります。そしてキヨくんが眠《ねむ》っているのがわかると、まず足《あし》のうらをなめます。

起《お》きないと、こんどは手《て》をなめます。

（キヨくん、眠《ねむ》っちゃったらダ、ダメだよ。ねぇ、発作《ほっさ》が起《お》きちゃうよぉ。起《お》きてよ、ねぇ、起《お》きて！）

天《てん》ちゃんは、キヨくんの顔《かお》をペロペロとなめます。キヨくんは足《あし》をばたつかせ、天《てん》ちゃんを手《て》ではらいのけようとします。

(キヨくん、早《はや》く起《お》きて！　ねぇ、起《お》きて、起《お》きて!!)

天《てん》ちゃんは、キヨくんの顔《かお》を、なおもなめつづけます。

「ウウーン!?」

ようやく、キヨくんが目《め》をあけてくれました。

「天《てん》ちゃん、ありがとう、ありがとう」

お母《かあ》さんは、天《てん》ちゃんの頭《あたま》をなでて、心《こころ》のそこからほめました。

キヨくんの「妹《いもうと》」だった天《てん》ちゃんは、いつのころからか、もうひとりのお母《かあ》さんになったのかもしれません。

負《ま》けたらあかん

木《こ》の葉《は》が赤《あか》や黄色《きいろ》にそめられ、もうすぐ冬《ふゆ》がやってくるけはいです。この地《ち》方《ほう》にはめずらしく、町《まち》の屋根《やね》に、うっすらと雪《ゆき》がつもりました。でも、つぎの日《ひ》は、すばらしいお天気《てんき》。ありったけの雪《ゆき》を地上《ちじょう》にふらしてしまったので、空《そら》の水分《すいぶん》がすっかりカラカラになって、なくなってしまったようです。

その日《ひ》、キヨくんがかよう幼稚園《ようちえん》では、卒園式《そつえんしき》の練習《れんしゅう》がおこなわれました。

「はやし　きよのりさん」

先生《せんせい》がなんども名前《なまえ》を呼《よ》びますが、キヨくんは、なかなか「はい」といえません。うまくタイミングがつかめないのです。そこで先生《せんせい》がキヨくんの手《て》をあげると、「はい」と、大《おお》きく声《こえ》をだす練習《れんしゅう》がはじまりました。

つぎの日《ひ》から、おなじ組《くみ》の友《とも》だちが「はやし　きよのりさん！」と呼《よ》んでくれて、キヨくんは、ごきげんがいいときは、「はーい」といえるようになりました。

つぎの年《とし》の三月《がつ》なかば、いよいよ卒園式《そつえんしき》です。その日《ひ》、お母《かあ》さんは、朝《あさ》からおちつきませんでした。ちゃんとキヨくんが「はい」といえるだろうか。胸《むね》がどきどき、どきどきとなりました。

園長先生《えんちょうせんせい》から、子《こ》どもたちに卒園証書《そつえんしょうしょ》がわたされます。いよいよ、キヨくんの番《ばん》です。

「はやし　きよのりさん」

呼《よ》ばれた声《こえ》に、お母《かあ》さんのからだがピクッとなりました。キヨくんのすぐ横《よこ》で、先生《せんせい》がキヨくんの右手《みぎて》を、高《たか》くかかげました。

「はーい！」

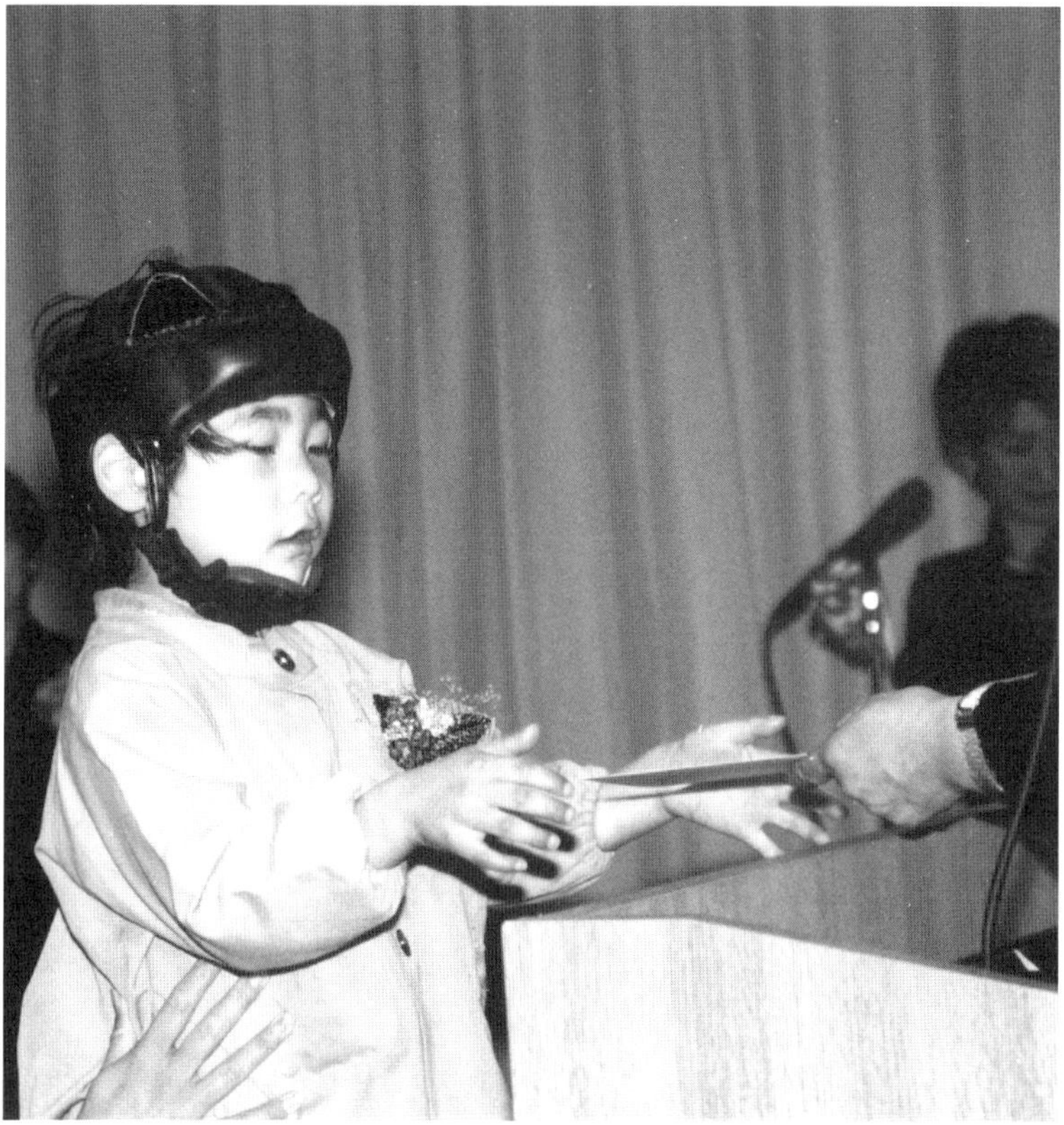

「やったね、キヨくん。おめでとう」
からだをささえてもらいながら、卒園証書《そつえんしょうしょ》をうけとるキヨくん。

それは、まぎれもなく、キヨくんがこたえた大《おお》きな声《こえ》でした。

(うわーっ、キヨくんが『はい』といえた。ちゃんといえた。ほんま、よくいえたね)

お母《かあ》さんの目《め》がうるんで、卒園証書《そつえんしょうしょ》をうけとるキヨくんが、涙《なみだ》の中《なか》でにじんで見《み》えました。


そして四月《がつ》、桜《さくら》の木々《きぎ》が、まるで相談《そうだん》しあったように、いっせいに咲《さ》きはじめ、キヨくんは、ピッカピカの小学《しょうがく》一年生《ねんせい》になりました。

お兄《にい》ちゃんのまさきくんは、小学《しょうがく》四年生《ねんせい》です。そんなある日《ひ》のこと——。

いつも明《あか》るく元気《げんき》いっぱいのまさきくんが、しょんぼりとした顔《かお》で帰《かえ》ってきました。玄関《げんかん》の板《いた》じきのところにすわったまさきくんは、うずくまるようにしてうなだれています。

「どうしたん!?　友《とも》だちとけんかしたん？」

「………………」

「だまってたら、お母《かあ》さん、なんもわからへんやない」

「ぼ、ぼく……、学校《がっこう》、休《やす》んじゃう。もう、行《い》きたくない」

「どうして、そんなこというん。キヨくんが一年生《ねんせい》になったから、お兄《にい》ちゃん、キヨくんのめんどうみて、がんばるって、そないいうたやない」

「い、いやだ、いやだ。お母《かあ》さんのうそつき！」

「えっ、なんで、お母《かあ》さんがうそつきなの？」

「だって、いったやないか。キヨは、みんなの心《こころ》をあったかくするために、生《う》まれてきたんやって。いったやないか……」

まさきくんは、泣《な》きだしてしまいました。

この日《ひ》、学校《がっこう》からの帰《かえ》り道《みち》。

「おーい、キヨの兄貴《あにき》がやってきたぞぉ」
五、六人《にん》の男《おとこ》の子《こ》たちが、道《みち》の向《む》こうで通《とお》せんぼをしていました。六年生《ねんせい》もいれば、五年生《ねんせい》もいます。顔《かお》は見《み》かけるけど、名前《なまえ》は知《し》らない子《こ》ばかりでした。
「やい、おまえ、はやしきよのりの兄貴《あにき》やろ。なんで、あんなへんなやつが学《がっ》校《こう》にくるんや」

六年生《ねんせい》らしい、背《せ》の高《たか》い少年《しょうねん》が、あざけり笑《わら》うようにいいました。

(ちっくしょう! 相手《あいて》がこんなにいるんじゃ、どないしてもかないっこない……)

まさきくんは、くちびるをかみしめて歩《ある》きはじめました。

「やーい、やーい、とおれるもんなら、とおってみぃ」

みんながふしをつけて、はやしたてます。上級生《じょうきゅうせい》たちを、にらみつけたまさきくんは、知《し》らんぷりをきめこんで、歩《ある》きつづけるしかありませんでした。

お母《かあ》さんは、まさきくんからわけを聞《き》いて、胸《むね》の中《なか》に、ねんどをつめられたようになりました。

「くやしいよぉ。ぼくは、ぼくやのに……。くっそ〜、なんでからかわれるんや。なんで、キヨの病気《びょうき》、なおらへんねん」

まさきくんは、肩《かた》をふるわせるようにして、お母《かあ》さんを見《み》つめました。

「まさきが、くやしい気持《きも》ち……、お母《かあ》さん、よーくわかる。けど……、負《ま》けたらあかん、負《ま》けたらあかんねん」

「そやけど……、なんでキヨが、学校《がっこう》にきたらあかんのや」

「だから、からかわれてもな、負《ま》けたらあかん。キヨくんが病気《びょうき》になったんは、キヨくんのせいやない。時間《じかん》はかかるかもしれへんけど、いつか、みんなが、わかってくれる。お母《かあ》さん、そう信《しん》じてるんや」

「ほんま、ほんまに、そうなるん!?」

「だってね、めがねをかけてても、かけていなくても、まさきはまさき。太《ふと》っていても、もっと太《ふと》っちゃっても、お母《かあ》さんはお母《かあ》さん。かみの毛《け》があっても、みーんななくなっちゃっても、お父《とう》さんはお父《とう》さん。どんな人《ひと》にも、いいところも、そうでないところもあると、お母《かあ》さん、そう思《おも》うねん。だからね、発作《ほっさ》があっても、病気《びょうき》がなおらんでも、キヨくんはキヨくんなんやで」

「うん、わかった」

涙《なみだ》をふきながら、まさきくんは、こっくりとうなずきました。

それから一年《ねん》ほどがたちました。まさきくんは小学五年生《しょうがくごねんせい》、キヨくんは小学《しょうがく》二年生《ねんせい》。

夏休《なつやす》みに入《はい》って、十日《とおか》ほどがたちました。朝《あさ》ごはんがすんだあとで、お父《とう》さんがいいました。

「ことしの夏《なつ》は、どこの海《うみ》に行《い》こうか。キヨの調子《ちょうし》もこのところいいし、ちょっと遠出《とおで》してもいいかなぁ」

行《ゆ》き先《さき》は、三重県《みえけん》の伊勢志摩《いせしま》。二泊三日《ふたはくみっか》の家族旅行《かぞくりょこう》です。もちろん、天《てん》ちゃんもいっしょです。

お父《とう》さんが運転《うんてん》する車《くるま》は、みんなを乗《の》せて目的地《もくてきち》をめざします。

「これから三日《みっか》ほどは、お天気《てんき》がいいって、天気予報《てんきよほう》でいうてたから、まさきもキヨも、まっ黒《くろ》になるなぁ」

ハンドルをにぎるお父《とう》さんの声《こえ》も、それはかろやかです。

「それやったら、天《てん》が日《ひ》やけしたら、どんな色《いろ》になるんやろ。チョコレート色《いろ》になるんかなぁ」

まさきくんがいって、大笑《おおわら》いになりました。うしろの席《せき》で、キヨくんにもたれかかられた天《てん》ちゃんは、しきりにしっぽをふっています。

三時間《じかん》ほどで、車《くるま》はくねくねとした坂道《さかみち》を進《すす》み、やがて長《なが》いトンネルに入《はい》りました。トンネルをぬけてしばらくすると、急《きゅう》に目《め》の前《まえ》が、ぱーっとひらけました。

「わーっ、海《うみ》だ、海《うみ》だぞ！」

まさきくんが、キヨくんのからだをゆすってさけびました。海《うみ》ぞいの道《みち》を、車《くるま》は走《はし》ります。きらきらと銀色《ぎんいろ》に光《ひか》る海《うみ》には、たくさんのヨットがうかんでいます。海水浴《かいすいよく》を楽《たの》しむ人《ひと》たちのざわめきが聞《き》こえてきます。

海水浴《かいすいよく》では、天《てん》ちゃんがキヨくんの浮《う》き輪《わ》を引《ひ》っぱってくれました。そして、お母《かあ》さんがびっくりすることが起《お》きました。浮《う》き輪《わ》をつけたキヨくんが、天《てん》ちゃんに引《ひ》っぱってもらわなくても、泳《およ》げるようになったのです。

（キヨくんは、少《すこ》しずつ成長《せいちょう》してる。たしかに成長《せいちょう》してる）

ふりそそぐ太陽《たいよう》ときらめく波《なみ》。この夏《なつ》の日《ひ》を、いつまでも忘《わす》れないでおこう

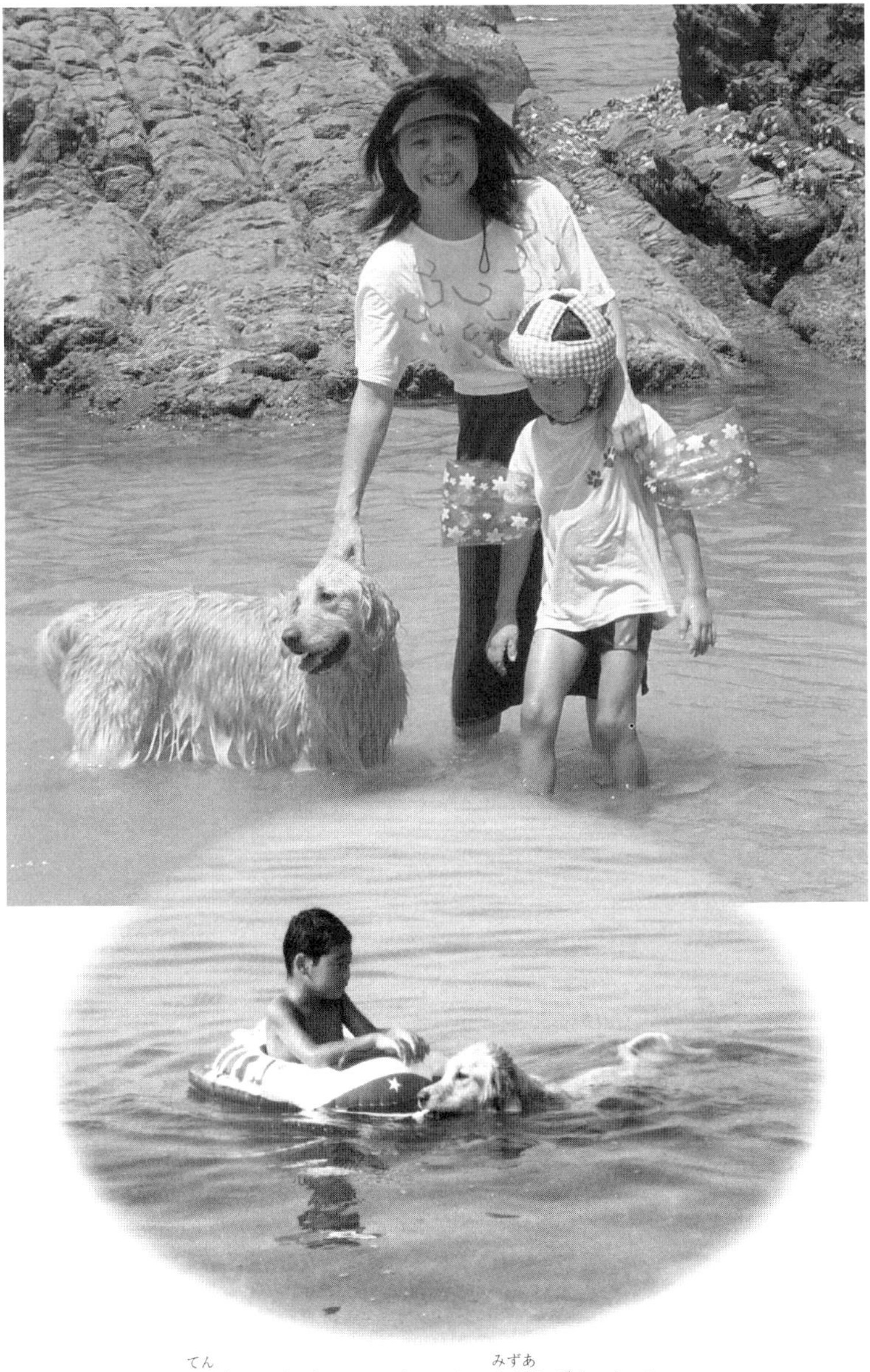

天《てん》ちゃんといっしょに水浴《みずあ》びしたよ。

と、お母《かあ》さんは思《おも》いました。

なにもいわないでキヨくんのようすを見《み》ているお父《とう》さんの目《め》には、うっすらと涙《なみだ》が光《ひか》っていました。

天《てん》ちゃんもいっしょに部屋《へや》ですごせるペンションに泊《と》まって、二泊三日《ふたはくみっか》の家族旅行《かぞくりょこう》は、みんなの胸《むね》に、たくさんの思《おも》い出《で》をつくってくれました。

黄色《きいろ》のフリージア

「いってきまーす」

いつものように、兄《あに》のまさきくんが、明《あか》るい声《こえ》をはずませて、玄関《げんかん》を飛《と》びだしていきました。お父《とう》さんは、いまごろ大学《だいがく》にむかうため、電車《でんしゃ》の中《なか》です。

キヨくんを車《くるま》で学校《がっこう》へおくったお母《かあ》さんは、食卓《しょくたく》にほおづえをついて、ぼんやりと、窓《まど》のむこうをながめました。遠《とお》くで、ムクドリがしきりに鳴《な》いています。

（こんなしずかな朝《あさ》がくるなんて、あのころは考《かんが》えられなかった）

キヨくんの発作《ほっさ》がひどかったころは、お母《かあ》さんは、かみの毛《け》をとかしたり、化粧《けしょう》をすることも忘《わす》れるほど、それはたいへんでした。もちろん、いまもキヨくんの発作《ほっさ》はありますが、毎日《まいにち》、学校《がっこう》にかよえるようになったのです。それを思《おも》えば、ぐちをこぼすのは、やめにしなければなりません。

でも、そうは思《おも》ってみても、お母《かあ》さんの胸《むね》の中《なか》でからまっている糸《いと》は、なかなかほぐれないのです。それは、キヨくんは小学《しょうがく》二年生《ねんせい》ですが、まだ、しっかり歩《ある》けないことです。からだのバランスがうまくとれなくて、キヨくんの上半身《じょうはんしん》は、右《みぎ》に左《ひだり》にゆれうごきます。

ふみだす足《あし》のはばも、大《おお》きかったり、小《ちい》さかったりして、カクンカクンとなっ

てしまいます。そんなキヨくんのようすを見《み》て、

「おじさんが、酔《よ》っぱらってるみたいや」

「あの子《こ》、タコおどりしてるよ」

などと、ひやかし半分《はんぶん》にいわれることも、しょっちゅうです。そのたびに、お母《かあ》さんは、いたたまれない気持《きも》ちになります。

そして、もうひとつ、お母《かあ》さんの気《き》がかりは、キヨくんが、おしゃべりができないことです。

キヨくんがいえることばは、「はい」「いや」「いたい」、それと「ワンワン」くらいです。これだけでも「キヨくん、すごいねぇ。よく、いえたね」と、お母《かあ》さんは、うれしさでいっぱいになるのですが、どこかちょっぴり、さびしいのです。

（いつか……、キヨくんが、『お母《かあ》さん』といってくれる日《ひ》がくるんやろかぁ）

ほおづえをついたお母《かあ》さんは、夢見《ゆめみ》るような顔《かお》になって、まさきくんが書《か》いた詩《し》を思《おも》いだしました。

「もし」

もし　キヨくんが病気《びょうき》でなかったら
足《あし》ははやかったかな
もし　キヨくんが病気《びょうき》でなかったら
キヨくんとボクとふたりで、お使《つか》いにいったかな
もし　キヨくんが病気《びょうき》でなかったら
映画《えいが》もいっしょに見《み》られたかな
もし　キヨくんが病気《びょうき》でなかったら

キヨくんは　どんな性格《せいかく》だったかな
もし　キヨくんが病気《びょうき》でなかったら
ボクの性格《せいかく》は　どんなだったかな

夜《よ》がふけて、遠《とお》くで、救急車《きゅうきゅうしゃ》のサイレンの音《おと》がします。まさきくんもキヨくんも、もう、夢《ゆめ》の中《なか》です。

(今夜《こんや》も、発作《ほっさ》が起《お》こりませんように)

サイレンの音《おと》が、だんだん小《ちい》さくなるのを聞《き》きながら、お母《かあ》さんは、キヨくんがまだ赤《あか》ちゃんだったころを思《おも》いだしました。そこへ、お父《とう》さんが帰《かえ》ってきました。

「ここんとこ、発作《ほっさ》の回数《かいすう》も少《すこ》しへっているみたいやけど、お母《かあ》さんには、ほんま、心《こころ》の休《やす》まるときがないな」

「それは、お父《とう》さんだって、おんなじやない。でもね、このごろ思《おも》うのよ。キヨくんは、まだ、みんなと会話《かいわ》もできないでしょ。これから先《さき》、どうなるんやろって。そう思《おも》うと、わたしに、なにができるんやろって」

「そんなこと、考《かんが》えんでもいいんとちがうか。これまでだって、ちゃんとやってこれたじゃないか」

「そやけど……、キヨくんは、なんのために生《う》まれてきたんやろって考《かんが》えると、ときどきわからんようになるんよ」

「お母《かあ》さんらしくないなあ。オレはね、キヨは、なんども死《し》にかけて、それをのり越《こ》えてきたやろ。だから、生《い》きてるだけで、もうけもんやと思《おも》うんや」

「そんな……、もうけもんやなんて」

お父《とう》さんの意外《いがい》なことばに、お母《かあ》さんは、ちょっとおどろきました。

「けど、そうやろ。キヨは、しゃべられへんけど、キヨがいるだけで、みんなの心《こころ》がやさしくなる。そんな存在《そんざい》であってくれたらいいと思《おも》うんや。キヨはね、人《ひと》の心《こころ》をなごやかにする、まほうの力《ちから》がある。そう、信《しん》じたいんや」

「まほうの力《ちから》……!? そうやねぇ、ことばがいっぱいなくても、心《こころ》でお話《はなし》ができるもんね。だから、キヨが生《う》まれてきた意味《いみ》があるんやね」

お母《かあ》さんは、自分《じぶん》のいったことをたしかめるように、お父《とう》さんを見《み》つめました。

「そのとおりやと思《おも》う。キヨが病気《びょうき》になったんは、だれが悪《わる》いわけでもないやないか。自分《じぶん》たちにさずかった、たいせつな子《こ》どもなんや。だから、そのいのちのあるかぎり、せいいっぱい、生《い》きるための応援《おうえん》をしようじゃないか」

「そうやね……」

「オレらが、ここでくじけてしまったら、キヨにもうしわけないよ。これから先《さき》、いろんなことがあるやろうけど、希望《きぼう》だけは、ずーっとのこしておこうよ。

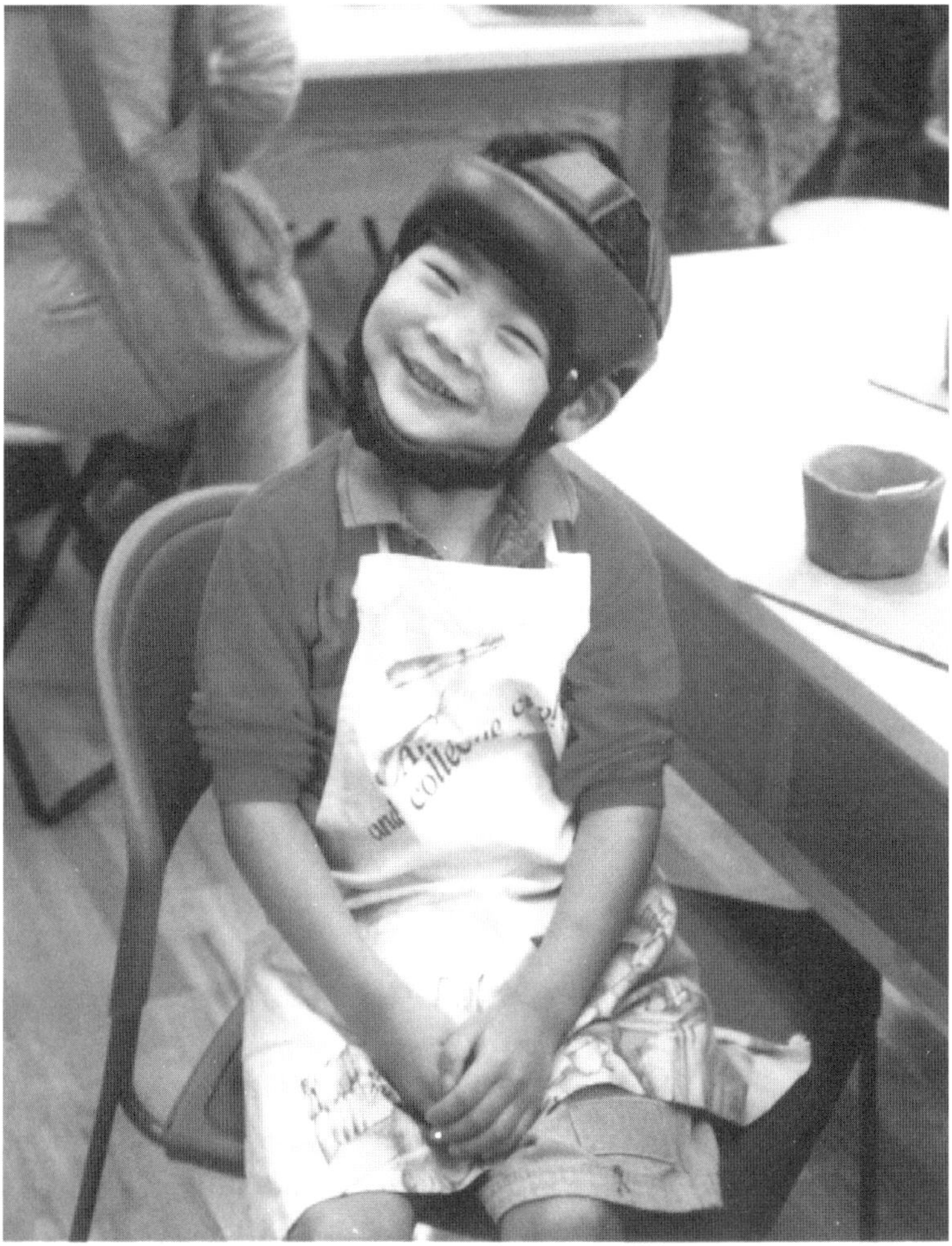

言葉《ことば》は話《はな》せなくても、この笑顔《えがお》が語《かた》りかけています。

まさきだって、キヨが病気《びょうき》になってから、思《おも》いやりのある、やさしい性格《せいかく》になったやないか」

その夜《よる》、食卓《しょくたく》の上《うえ》にある、小《ちい》さな花《か》びんに生《い》けられた黄色《きいろ》のフリージアが、お母《かあ》さんには希望《きぼう》の色《いろ》に見《み》えました。

夕食《ゆうしょく》がすんだあと、お母《かあ》さんの「キヨくん教室《きょうしつ》」がはじまりました。

「ねぇ、キヨくん、お母《かあ》さんとお話《はな》ししよう。さあ、お母《かあ》さんの顔《かお》、よーく、見《み》るんよ」

リビングのソファに、キヨくんとならんですわったお母《かあ》さんは、まるで先生《せんせい》のような口《くち》ぶりです。

「キヨくん、これは、なんていうんかな」

お母《かあ》さんは、自分《じぶん》の耳《みみ》をつまみました。でも、キヨくんは、ぽかんとした顔《かお》つきです。

「ほーら、これは、みみ、でしょ。みみ、みみ、ねぇ、わかった？」

「み…、み」

キヨくんが、お母《かあ》さんを見《み》つめました。

「そう、よーく、いえたね。えらいわよ、キヨくん」

キヨくんのすぐとなりで、天《てん》ちゃんが、そのようすをながめています。

「それじゃ、これは、だーれ」

お母《かあ》さんは、天《てん》ちゃんを指《ゆび》さしました。キヨくんは、くちびるをとんがらせて、少《すこ》し考《かんが》える顔《かお》になりました。

「ウウッ、ウー、ワンワン」

「すごいじゃない、そう、ワンワン、ワンワンの天《てん》ちゃんだよね」

「それじゃ、これは、だれかな」

お母《かあ》さんは、自分《じぶん》の顔《かお》のあたりを指《ゆび》さしました。キヨくんは、「ウーッ」といったまま、からだを右《みぎ》と左《ひだり》にゆらせるだけです。

「ほら、これはね、かあさん。かあさん、さぁ、いえるかな、か、あ、さ、ん」

「かあ…、しぃ」

「かあしぃ、じゃないの。かあ、さん。か、あ、さ、ん」

「かあ…、しぃ」

それからお母《かあ》さんは、根気《こんき》よく「か、あ、さ、ん」をくりかえしました。でも、どれだけくりかえしても、キヨくんの口《くち》から出《で》てくるのは「かあ…、しぃ」です。

「お母《かあ》さん、そんなに『かあさん』っていっても、まだ、キヨにはむりだよ。ママ、でいいじゃない」

まさきくんは、そういいます。けれど、やっぱりお母《かあ》さんは、キヨくんに「かあさん」と呼《よ》んでもらいたいのでした。

五月晴《さつきば》れの空《そら》が、さわやかにすみわたっています。

「お母《かあ》さん、キヨのプレゼント買《か》いたいんやけど、いっしょにきてくれる」

まさきくんが、小《ちい》さなさいふの中《なか》のお金《かね》をかぞえながら、声《こえ》をはずませました。

小学生《しょうがくせい》になっておこづかいをもらえるようになってから、まさきくんは毎年《まいとし》、キヨくんにプレゼントをすることを忘《わす》れたことがありません。あしたは、キヨくんの九歳《さい》のたんじょう日《び》です。

まさきくんは、キヨくんの大好《だいす》きなミニカーをプレゼントすることにしました。

「なぁ、キヨ、どれがいい？」

でも、キヨくんは、ただ、うろうろするばかり。けっきょく、まさきくんが、ミニカーをえらびました。

「キヨくん、おたんじょう日《び》、おめでとう」

青《あお》いリボンのついた箱《はこ》を、まさきくんが弟《おとうと》にわたしました。まさきくんの顔《かお》が、うれしそうにかがやきました。

「ほら、キヨくん、ありがと、ありがとう、っていわな」

お母《かあ》さんが「あ」、「り」、「が」、「と」と、ひとつ、ひとつ、ゆっくりといいました。

「あ…、が…、と」

それが、キヨくんの、せいいっぱいのことばでした。

その日《ひ》、詩《し》を書《か》くことが好《す》きなまさきくんは、こんなふうに、ことばをつむぎました。

「ボクの夢《ゆめ》」

ボクには弟《おとうと》がいる
でも　弟《おとうと》は病気《びょうき》のうえに障害児《しょうがいじ》だ。
でも　いつか病気《びょうき》がなおったら
思《おも》いっきり　兄弟《きょうだい》ゲンカをしてみたい
せっかく弟《おとうと》がいるのに　兄弟《きょうだい》ゲンカをしたことがないから
それから　ゲームもいっしょにしてみたい
それから　べんきょうだって教《おし》えてやるんだ
それが　ボクの夢《ゆめ》

マカロニサラダと「かあさん」

夕立《ゆうだ》ちのあとの空《そら》が、青《あお》いペンキをぬりこめたようにすみわたっています。梅雨《つゆ》もあけて、夏《なつ》の夕《ゆう》ぐれは、暮《く》れそうで暮《く》れません。

「おーい、キヨ、散歩《さんぽ》にいくよぉ」

玄関《げんかん》で兄《あに》のまさきくんが、大《おお》きな声《こえ》で呼《よ》びました。その声《こえ》で、天《てん》ちゃんはスタンバイの姿勢《しせい》です。キヨくんの歩《ある》きかたを少《すこ》しでもよくしたいと考《かんが》えたお母《かあ》さんは、病院《びょういん》のリハビリの先生《せんせい》に相談《そうだん》しました。

「とにかく、できるだけ歩《ある》くことです」

先生《せんせい》は、そういいました。それから兄《あに》のまさきくんは、進《すす》んでキヨくんの散《さん》歩《ぽ》につきあうようになりました。

天《てん》ちゃんの首輪《くびわ》には、リードが二本《ほん》ついています。その一本《ぽん》をまさきくんが持《も》ち、もう一本《ぽん》をキヨくんが持《も》ちます。そして、そのあとをお母《かあ》さんが、ゆっくりとした足《あし》どりでついていきます。

(キヨくん、だんだん歩《ある》くのうまくなってきたわよ)

天《てん》ちゃんは、うれしそうにしっぽをふりながら、キヨくんを気《き》づかって歩《ある》きます。キヨくんの足《あし》どりも快調《かいちょう》です。でも、張《は》りきって歩《ある》きすぎて少《すこ》しつかれたのか、キヨくんのからだが、うしろへうしろへと、下《さ》がりはじめてしまいました。いつのまにか、天《てん》ちゃんのしっぽが、キヨくんの顔《かお》をなでています。

「お母《かあ》さん、天《てん》のしっぽ、見《み》てみぃ、車《くるま》のワイパーみたいや」

「ハハハ、ほんまや。けど、お兄《にい》ちゃん、そんなんでもキヨくん、天《てん》ちゃんのリードは、はなせへんね」

目《め》をしょぼつかせながら、口《くち》を「への字《じ》」にきゅっと結《むす》んで、キヨくんは、しっかりとリードをにぎりしめています。

ところが、しばらくすると、天《てん》ちゃんは、それは情《なさ》けなさそうな顔《かお》をして、お母《かあ》さんのうしろにかくれました。ピンと立《た》っていたしっぽをくるんと丸《まる》めて、あたりをうかがっています。すると道《みち》のむこうから、小《ちい》さなダックスフンドがすがたをあらわしました。

「まったく天《てん》ったら、こんなでっかいからだして……、おい、天《てん》、かっこ悪《わる》いぞ」

まさきくんが、天《てん》ちゃんを歩《ある》かせようとしますが、天《てん》ちゃんは、あとずさりをするばかり。天《てん》ちゃんは、ほんとうにキヨくん思《おも》いのやさしい妹《いもうと》ですが、からだに似《に》あわず、大《だい》のこわがり屋《や》さんなのです。

でも、キヨくんと天《てん》ちゃんの散歩《さんぽ》はつづき、キヨくんの歩《ある》けるきょりは、日《ひ》に日《ひ》に長《なが》くなっていきました。

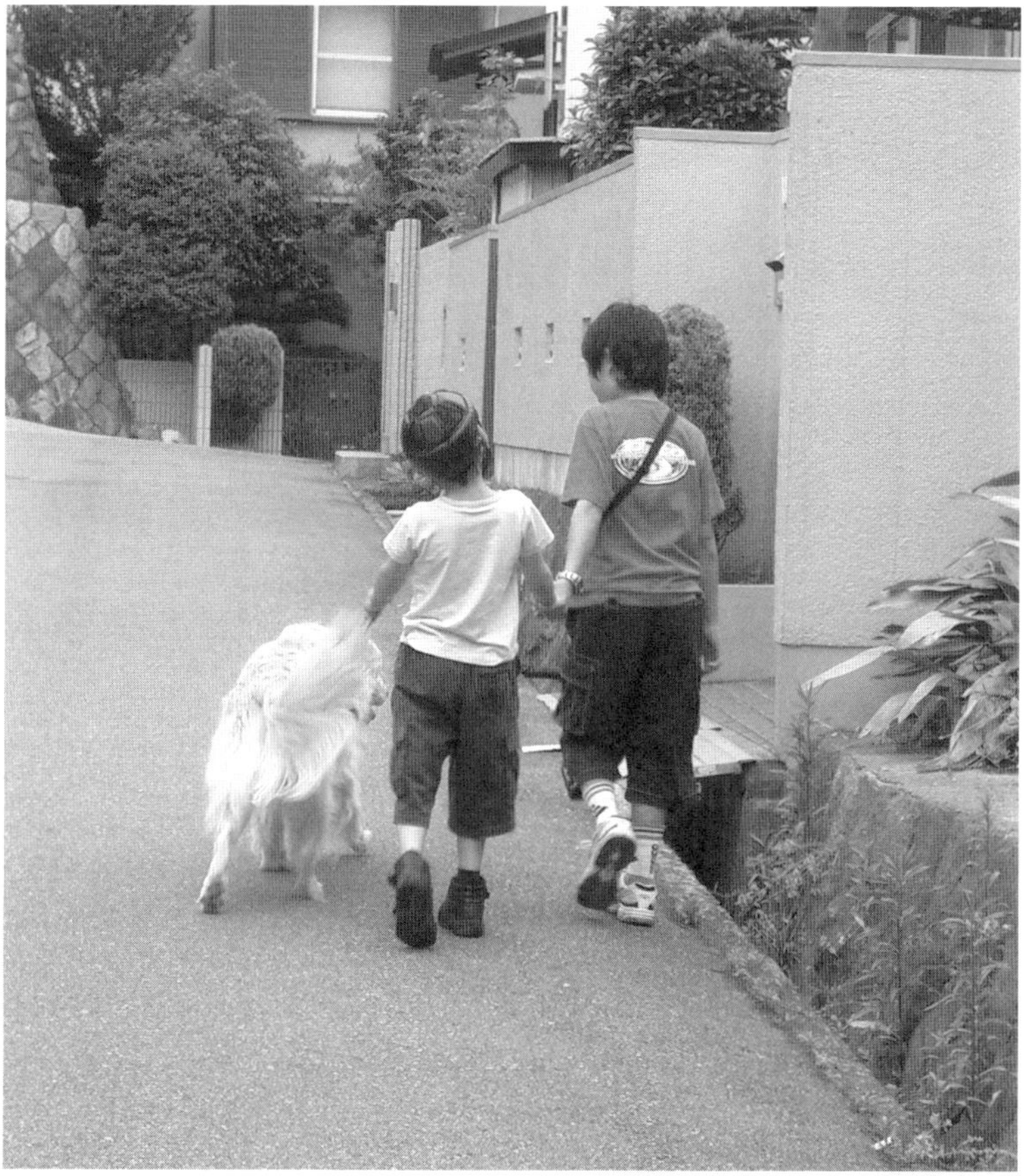

3人《にん》みんなで手《て》とこころをつないでお散歩《さんぽ》です。

「キヨくん、きょうからね、天《てん》ちゃんのごはん係《がかり》、やってもらいたいんやけど、できるかな」

お母《かあ》さんがそういったのは、キヨくんが小学《しょうがく》五年生《ねんせい》になった春《はる》のことです。

「さあ、このドッグフード、お皿《さら》にうつせるかな」

お母《かあ》さんが、コップに入《い》れたドッグフードを、キヨくんにわたします。うけとったキヨくんは、それを大《おお》きなお皿《さら》にうつします。

ザザザーッ　ザー
手《て》もとがくるって、ドッグフードがお皿《さら》から、はじけるようにこぼれてしまいました。

「キヨくん、もう一回《かい》、やってみよう」

ザザザーッ　ザー

こんどは、うまくいきました。天《てん》ちゃんは、早《はや》く食《た》べたくて、うろうろしています。でも、キヨくんの合図《あいず》があるまでは、おあずけなのです。

（ねぇ、キヨくん、まだなの、まだなの）

天《てん》ちゃんは、もう、待《ま》ちきれません。すると、キヨくんが、天《てん》ちゃんの頭《あたま》をポンポンとたたきました。ポンポンは、「よし、いいよ」という号令《ごうれい》です。

（あぁ、よかった。このまま、ずーっと、ごはんにありつけないのかと思《おも》っちゃったよ）

ほっとした顔《かお》になって、天《てん》ちゃんはドッグフードを食《た》べはじめました。そのそばで、キヨくんは、にこにこしてながめています。

（その調子《ちょうし》、その調子《ちょうし》！）

キヨくんのやることは、それはゆっくりとしかできないけれど、ひとつずつ、やれることがふえていきました。

お母《かあ》さんは、心《こころ》の中《なか》で両手《りょうて》をたたきました。

季節《きせつ》はまためぐって、キヨくんは、小学《しょうがく》六年生《ねんせい》。いろんなことがあったけど、「なかよし学級《がっきゅう》」のひとりとして、ここまでがんばってきました。

二学期《がっき》がはじまりました。つきぬけるような青空《あおぞら》の下《した》で、運動会《うんどうかい》の練習《れんしゅう》に、みんな一生《いっしょう》けんめいです。キヨくんはキヨくんなりに、自分《じぶん》のペースで、練習《れんしゅう》の輪《わ》にくわわりました。

九月《がつ》三十日《にち》、いよいよ運動会《うんどうかい》の日《ひ》。キヨくんにとって、小学校《しょうがっこう》で最後《さいご》の運動《うんどう》会《かい》です。グラウンドはまるで、お祭《まつ》りのようなにぎやかさ。つぎからつぎと、かけっこやダンス、団体競技《だんたいきょうぎ》がくりひろげられています。

つな引《ひ》きでは、キヨくんは太《ふと》いなわをにぎることができないので、とくべつに細《ほそ》いロープをつけてもらい、それを持《も》って、ヨイショ、ヨイショとがんばりました。

そして、メインレースのリレーです。「なかよし学級《がっきゅう》」のキヨくんは、この日《ひ》、六年《ねん》三組《くみ》のチームの一員《いちいん》として、走《はし》ることになりました。見守《みまも》るお母《かあ》さんは、ハラハラ、ドキドキです。

ほんとうはグラウンドを一周《しゅう》しなければならないのですが、キヨくんは、ハンデをもらって、四分《ぶん》の一周《しゅう》を走《はし》ります。

よーい、バーン！

号令《ごうれい》のピストルがなって、リレーがはじまりました。キヨくんは、第一走者《だいいちそうしゃ》です。

（キヨくん、がんばれ、がんばれ！）

お母《かあ》さんは、両手《りょうて》を胸《むね》のところにあてて、くいいるようにキヨくんを見《み》つめました。

けれど、足《あし》ぶみをしたキヨくんは、なかなか走《はし》りだしません。そして、ようやく歩《ある》きだしました。

「キヨくん、がんばれぇ！」

グラウンドいっぱいに、キヨくんコールが、嵐《あらし》のように高《たか》なりました。その声《こえ》がとどいたのか、ヘッドギアをつけたキヨくんが、からだをふらつかせながら走《はし》りだしました。バトンをにぎりしめ、いまにもたおれそうになりながら、それでも第二走者《だいにそうしゃ》にバトンをわたしました。

（キヨくん、やったね、やったね）

お母《かあ》さんの目《め》の中《なか》で、キヨくんのすがたが、スローモーションになって、ゆっくりゆっくりとうかびあがりました。

（キヨくんが、みんなといっしょに走《はし》れた。バトンを、ちゃんとわたすことができた）

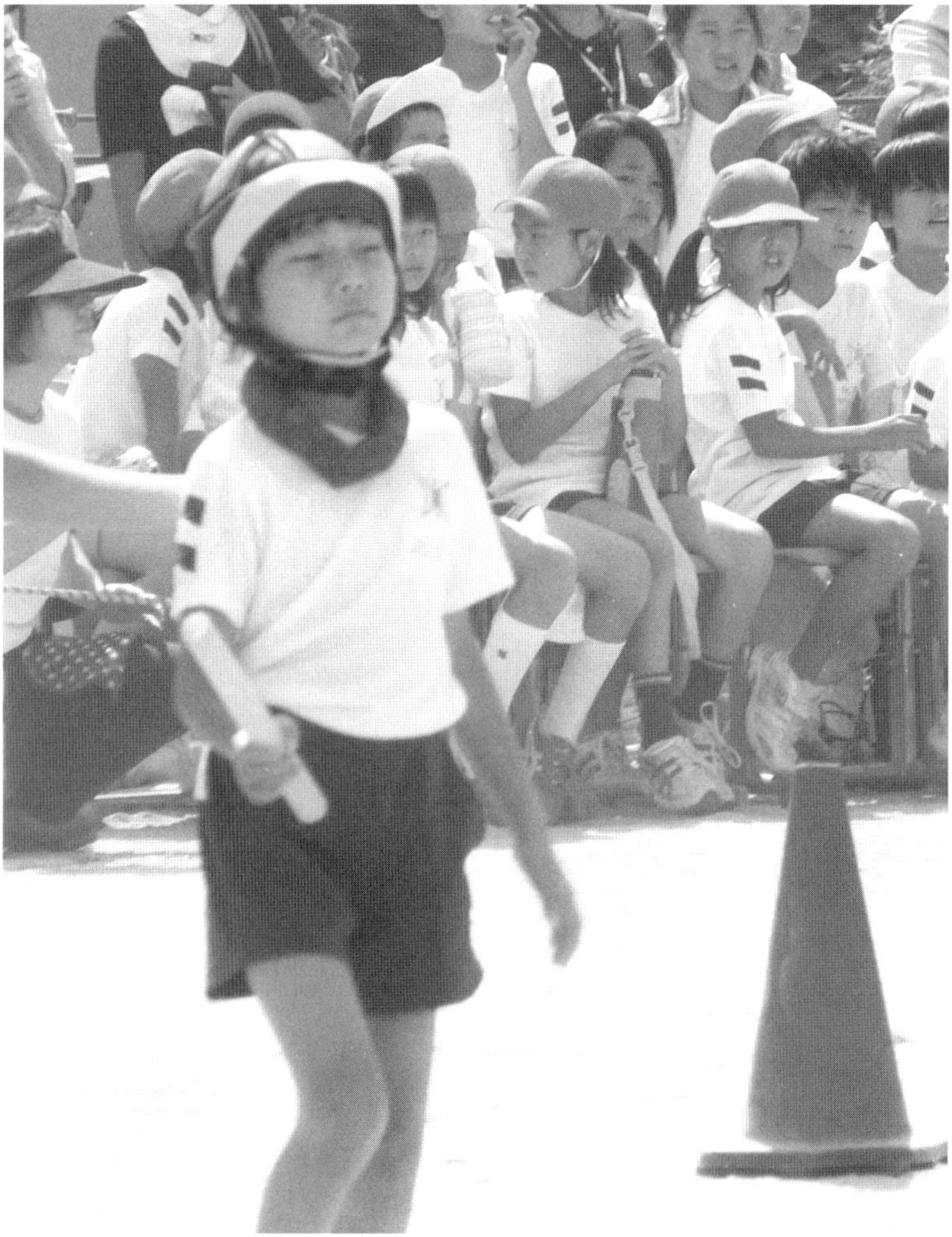

6年生《ねんせい》のときの運動会《うんどうかい》、キヨくんはバトンをつなぐことができました。首《くび》にまいてるのは、体温《たいおん》を上《あ》げないための水《みず》入《い》りぶくろ。

うれしくてうれしくて、さわやかな涙《なみだ》が、お母《かあ》さんのほおをぬらしました。

カレンダーも、のこすところ、あと一枚《まい》になりました。外《そと》は、雪《ゆき》がふりそうなほど、さむい日《ひ》でした。

その日《ひ》、夕食《ゆうしょく》のおかずに、お母《かあ》さんは、マカロニサラダをつくりました。ハムときゅうりが入《はい》ったマカロニサラダは、キヨくんの大好物《だいこうぶつ》です。

「ちょっと早《はや》いけど、キヨくん、先《さき》に食《た》べちゃっていいよ」

お母《かあ》さんが、お皿《さら》にとりわけたマカロニサラダを、キヨくんは、いきおいよく食《た》べはじめました。

「ただいまぁ！」

まさきくんが、学校《がっこう》から帰《かえ》ってきました。

「きょうは、マカロニかぁ……」

まさきくんは、あまり好《す》きではないようです。二階《かい》にかけあがっていきました。お母《かあ》さんは、台所《だいどころ》でみそ汁《しる》をつくっています。しばらくすると、からっぽになったお皿《さら》を両手《りょうて》で持《も》ったキヨくんが、タカタカとお母《かあ》さんのそばにやってきました。

「か、あ、さ、ん」

お皿《さら》をぐーっとさしだしたキヨくんが、にっこりした顔《かお》で立《た》っています。

「えっ!? い、いま、なんていうたん?」

「か、あ、さ、ん」

キヨくんは、また、お皿《さら》をさしだします。みそ汁《しる》のにおいの中《なか》で、お母《かあ》さんは、ぽかんとした顔《かお》になりました。

「へぇーっ、キヨくん、かあさんっていえるようになったんや。ほんま、ほんまやろか……」

マカロニサラダを、お母《かあ》さんは、また、お皿《さら》にのせました。食卓《しょくたく》のいすにすわったキヨくんは、満足《まんぞく》そうなようすで、あっというまにたいらげました。そして、お皿《さら》をかかえると、お母《かあ》さんのところにやってきて、お皿《さら》をつきだすようにして、

「かあ…、さん、か、あ、さん」

と、いうのです。お母《かあ》さんは、ちょっぴりくびをかしげました。これまで、お母《かあ》さんは、「キヨくん教室《きょうしつ》」をひらいて、キヨくんといっしょに、ことばのおけいこをしてきました。それが実《みの》って「か、あ、さ、ん」と、四《よっ》つの文字《もじ》を、発音《はつおん》することができるようになったのです。

（けど……、ちょっとへんやわねぇ、お皿《さら》をつきだして『かあさん』やから、キヨくんは、サラダのおかわりをすることを『かあさん』というんやと思《おも》ってるんかもしれない。けど……、それでも、『かあさん』と、いえたんや。サラ

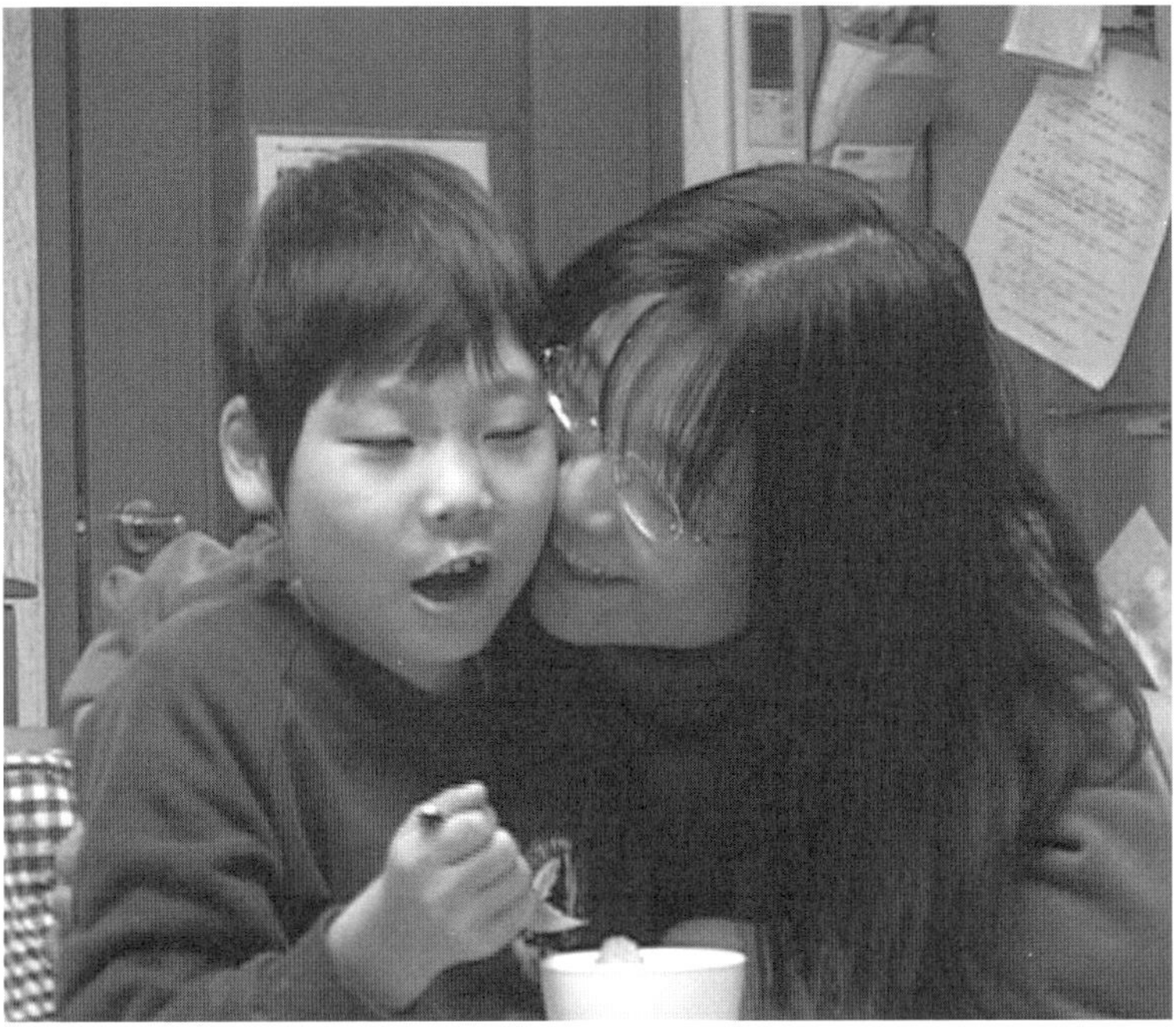

キヨくんがはじめて「か・あ・さ・ん」といった日《ひ》、お母《かあ》さんはうれしくて、うれしくてしかたありませんでした。

ダのおかわりが『かあさん』でも、それはそれで大事件《だいじけん》なんやわ）
急《きゅう》にうれしさがこみあげてきて、お母《かあ》さんは、思《おも》わずキヨくんをだきしめました。それからキヨくんは、お皿《さら》をかかげては、「か、あ、さ、ん」を連発《れんぱつ》し、四回《かい》もマカロニサラダのおかわりをしたのでした。

はじまりの虹《にじ》

冬《ふゆ》の日《ひ》だまりが、校庭《こうてい》のすみのプラタナスをやさしくつつんでいます。

三学期《がっき》がはじまりました。発作《ほっさ》がひどくなって、ときどき学校《がっこう》を休《やす》まなければならないこともありましたが、キヨくんは、できうるかぎり、学校《がっこう》にやってきました。それが、六年間《ねんかん》もつづいたのですから、お母《かあ》さんは、神《かみ》さまがいたら「ありがとうございます」と、お礼《れい》をいいたい気持《きも》ちでした。

それに、キヨくんには、たくさんの友《とも》だちができました。ことばがたくさんいえなくても、キヨくんを、おんなじ仲間《なかま》だとみんながわかってくれるようになったのです。

お母《かあ》さんは、だいぶ前《まえ》に、まさきくんがいったことを思《おも》いだしました。

「キヨの友《とも》だちは、みんな、ほんま、やさしいねんで」

「ほんま、ありがたいことやね」

「キヨは、病気《びょうき》をなおすために『油《あぶら》のごはん』食《た》べてるやろ。ほんで、口《くち》がくさいやん。けど、みんなはそんなこと気《き》にせんと、キヨと仲《なか》よくしてくれているんやで」

その場面《ばめん》を心《こころ》にえがくと、お母《かあ》さんの胸《むね》の中《なか》は、ひとりでに春《はる》の色《いろ》になります。

知的障害《ちてきしょうがい》のあるキヨくんは、特別支援学級《とくべつしえんがっきゅう》の生徒《せいと》ですが、ホームルームと給食《きゅうしょく》の時間《じかん》は、六年《ねん》三組《くみ》のみんなといっしょです。そう、キヨくんには、もう一つのクラスがあるのです。

でも、キヨくんはみんなとおなじ給食《きゅうしょく》は食《た》べられません。食事療法《しょくじりょうほう》（食事《しょくじ》で病気《びょうき》をよくしていく方法《ほうほう》）をつづけているので、お母《かあ》さんがつくってくれたお弁当《べんとう》を食《た》べます。

「いただきまーす」

みんなが給食《きゅうしょく》を食《た》べはじめました。「いや、いや」のポーズをして、キヨくんはお弁当《べんとう》を食《た》べません。ひたいに汗《あせ》がにじんで、元気《げんき》がありません。なぜかというと、薬《くすり》の副作用《ふくさよう》で、キヨくんは、体温《たいおん》の調節《ちょうせつ》がときどきできなくなってしまうのです。そのため、からだに熱《ねつ》がこもってしまいます。

「だいじょうぶや、キヨくん！」

教室《きょうしつ》の男子生徒《だんしせいと》が、かわりばんこに、うちわをもって、パタパタとあおいでくれます。キヨくんの目《め》がやさしくなって、ようやく、お弁当《べんとう》があけられました。

「よかった、よかったな、キヨくん」

みんなの目《め》もやさしくなって、にぎやかな給食《きゅうしょく》の時間《じかん》は、こうしておわります。

キヨくんの歩《ある》きかたは、日《ひ》がたつにつれて、少《すこ》しずつ、少《すこ》しずつ、シッカリしてきました。

ある日《ひ》、お母《かあ》さんはいつもの散歩《さんぽ》のとき、持《も》っていたリードを、手《て》からはなしてみました。

「ここなら、人通《ひとどお》りも少《すく》ないから、だいじょうぶや」

キヨくんは、ひとりで天《てん》ちゃんのリードを持《も》って、歩《ある》いていきます。

「やった、やったぁ！　キヨくんが、ひとりで天《てん》ちゃんのリード持《も》てたぁ!!」

人《ひと》の目《め》を気《き》にしないで、お母《かあ》さんは、大《おお》きな声《こえ》で叫《さけ》んでスキップをふみました。うしろをふりむいた天《てん》ちゃんが、しきりにしっぽをふりました。

その天《てん》ちゃんは、もうすぐ八歳《さい》になります。人間《にんげん》の歳《とし》でいえば、五十歳《さい》ちかくになります。まだ、おばあちゃんという年《とし》ではありませんが、お母《かあ》さんは、天《てん》ちゃんがだんだん年《とし》をとってきていることが、ちょっぴり、気《き》にかかります。

（ずーっと天《てん》ちゃんには、生《い》きててほしい。そして、いつもキヨくんのそばにいて、もうひとりのお母《かあ》さんでいてほしい）

キヨくんと天《てん》ちゃんが、ひとつになって歩《ある》いてくうしろすがたを見《み》つめて、お母《かあ》さんは、そう心《こころ》に呼《よ》びかけました。

三月《がつ》もなかば、しずかな夜《よる》です。

「あしたは、卒業式《そつぎょうしき》やねぇ。いろんなことあったけど、キヨくんが、少《すこ》しずつ、お兄《にい》ちゃんになってきて、お母《かあ》さん、ほんとうれしい。ありがとね、ほんま、ありがとう」

パジャマに着《き》がえをさせながら、お母《かあ》さんは、キヨくんに語《かた》りかけました。宿題《しゅくだい》をすませたまさきくんは、歯《は》みがきのまっさい中《ちゅう》です。

「あら、もう、こんな時間《じかん》やわ。キヨくん、おやすみしようね」

お母《かあ》さんは、キヨくんの手《て》をひいて、二階《かい》の寝室《しんしつ》にむかいます。

(今夜《こんや》も、発作《ほっさ》が起《お》きませんように)

階段《かいだん》の下《した》で、天《てん》ちゃんが心配《しんぱい》そうな顔《かお》つきで、キヨくんを見《み》あげました。

つぎの日《ひ》は、卒業式《そつぎょうしき》。

体育館《たいいくかん》には、在校生《ざいこうせい》や父兄《ふけい》たちが、卒業生《そつぎょうせい》の入場《にゅうじょう》をまっていました。大《おお》きな拍手《はくしゅ》がわき起《お》こって卒業生《そつぎょうせい》の入場《にゅうじょう》です。クラスの友《とも》だちと手《て》をつなぎ、胸《むね》にピンクのリボンをつけたキヨくんが、ゆっくりと進《すす》んできました。

父兄席《ふけいせき》で見守《みまも》るお父《とう》さん、お母《かあ》さんは、そのすがたを見《み》ただけで、もう感《かん》げきで胸《むね》がいっぱいです。卒業証書《そつぎょうしょうしょ》がひとり、ひとりにわたされ、校長先生《こうちょうせんせい》のお話《はなし》がおわり、六年間《ねんかん》の思《おも》い出《で》をひとことずつ、みんなでリレーする「感謝《かんしゃ》のことば」がはじまりました。

いよいよ、キヨくんの番《ばん》になりました。

(いったい、なんていうんやろかぁ。うまく、いえるやろかぁ)

きんちょうでからだをかたくしたお母《かあ》さんの胸《むね》はたかなりました。

「この六年間《ねんかん》で、キヨくんができるようになったことがあります」

キヨくんのすぐ前《まえ》の男《おとこ》の子《こ》が、そういいました。体育館《たいいくかん》が、しーんとなりました。

「か、あ…、さ、ん…、あ、り…、が、と」

キヨくんのやさしい声《こえ》が、しずまりかえった体育館《たいいくかん》にひびきました。

その「かあさん、ありがと」は、じつは、キヨくんのすぐそばに、介助《かいじょ》の先《せん》生《せい》がついていて、その先生《せんせい》が、「か、あ、さ、ん」、「あ、り、が、と」と、ひとことと、ひとことを、ゆっくりと声《こえ》にだしてくれたのです。

それをキヨくんは「オウム返《がえ》し」にいって、この日《ひ》の「かあさん、ありがと」に、どうやらなったのでした。

でも、キヨくんの「かあさん、ありがと」が、まぎれもなく、体育館《たいいくかん》にひびいたのです。お母《かあ》さんは、あふれる涙《なみだ》をぬぐおうともしないで、からだをふるわせました。

丘《おか》の上《うえ》の、まだ冬《ふゆ》のにおいのする日《ひ》だまりが、雑木林《ぞうきばやし》にかげをおとしています。

卒業式《そつぎょうしき》がすんで、お母《かあ》さんとお父《とう》さんは、キヨくんといっしょに、その日《ひ》だまりにたたずんで、町《まち》をながめました。楽《たの》しかったこと、つらかったこと、くやしい思《おも》いをしたこと、いろいろなことが、お母《かあ》さんの心《こころ》の中《なか》をゆっくりながれました。そして、お父《とう》さんの胸《むね》の中《なか》にも……。

春休《はるやす》みになりました。朝《あさ》から、雲《くも》ひとつない青空《あおぞら》がひろがっています。

「キヨくん、とってもいい天気《てんき》やから、きょうは、ボールけりしよう。楽《たの》しいでぇ」

お母《かあ》さんはキヨくんをつれて、いつもの公園《こうえん》にやってきました。

「ほーら、これがサッカーボールやで。ねぇ、大《おお》きいやろう。これわね、こういうふうに、ポーンとけるねんで」

お母《かあ》さんが、サッカーボールをけりました。ボールは、ヒューンと弧《こ》をえがいて、むこうの鉄《てつ》ぼうのちかくまで飛《と》びました。天《てん》ちゃんがボールをとりに走《はし》

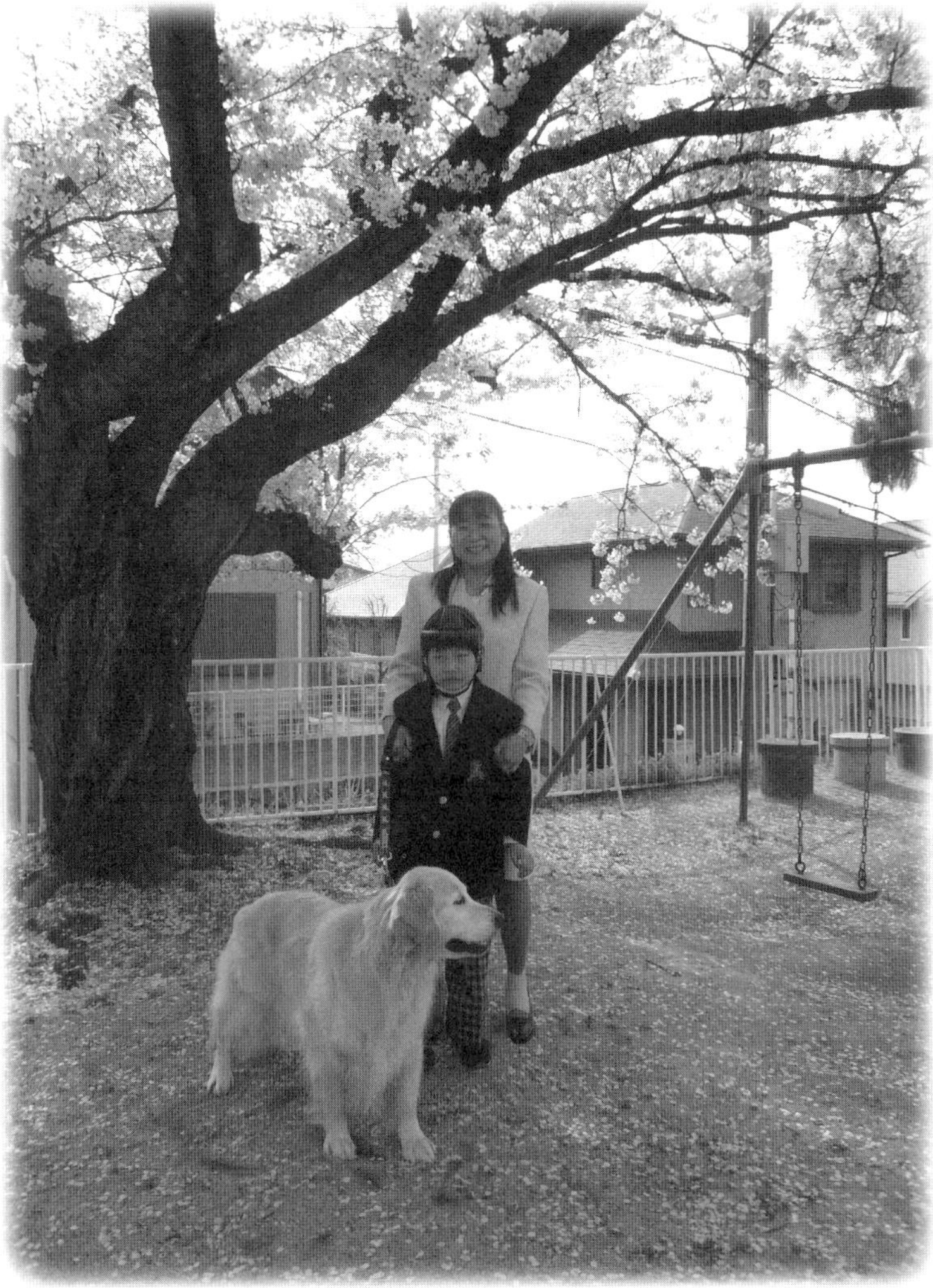

桜《さくら》の花《はな》の下《した》で大好《だいす》きなお母《かあ》さんと天《てん》ちゃんと記念《きねん》撮影《さつえい》。
（写真《しゃしん》は中学校《ちゅうがっこう》の入学式《にゅうがくしき》の日《ひ》）

ります。でもボールが大《おお》きすぎて、とても口《くち》ではくわえられません。

「天《てん》ちゃん、むりむり、むりやって。さあ、こんどは、キヨくんの番《ばん》やで。思《おも》いっきり、ポーンとやってみて」

キヨくんは、二、三歩《ぽ》、足《あし》ぶみをして、ボールをけろうとしましたが、からだが右《みぎ》にかたむきすぎて、うまく当《あ》たりません。

「もう、ちょっとやのに。さあ、もう一回《かい》、やってみよう」

けれど、キヨくんの右足《みぎあし》は、また宙《ちゅう》をけってしまいます。それから七、八回《かい》ほど、ボールにアタックしました。

「それっ！　キヨくん」

お母《かあ》さんのかけ声《ごえ》とともに、キヨくんは右足《みぎあし》をのばしました。

「うわーっ、できた、できた!!」

お母《かあ》さんが飛《と》びあがって、両手《りょうて》をたたきました。しっぽをふって、天《てん》ちゃんもうれしそうです。するとキヨくんが、にっこりした顔《かお》になって、お母《かあ》さんの手《て》をにぎりました。

（ねぇ、ブランコにのろうよ）

お母《かあ》さんの手《て》を引《ひ》っぱって、キヨくんは、ブランコのほうへ歩《ある》きだしました。このあいだまで、キヨくんはシーソー遊《あそ》びはお気《き》に入《い》りでしたが、ブランコには見《み》むきもしませんでした。それが、いつのまにか、お気《き》に入《い》りはブランコに変《か》わったようです。

（かあさん、ここにすわって）

キヨくんは、お母《かあ》さんをブランコにすわらせました。そして、お母《かあ》さんの前《まえ》に立《た》ったまま、ちょっとぎこちない手《て》つきですが、お母《かあ》さんのブランコをゆすります。

「あーあ、キヨくん、あんまりゆすると、頭《あたま》と頭《あたま》がゴッツンコしてしまう。アリさんとアリさんが、ゴッツンコみたいやねぇ」

笑《わら》いながら、お母《かあ》さんの声《こえ》がたかくなりました。それがおもしろいのか、キヨくんは、しばらくお母《かあ》さんのブランコをゆすりました。

それからキヨくんは、となりのブランコに自分《じぶん》ですわり、自分《じぶん》の力《ちから》で、ブランコをゆりうごかしはじめました。キヨくんは、マシュマロみたいに、ほっぺをふくらませました。

「キヨくん、うまくゆすれるようになったたねぇ」

ときおり、気持《きも》ちのいい春風《はるかぜ》がそよいで、キヨくんとお母《かあ》さんのブランコが、近《ちか》づいたりはなれたりします。そのそばで、前足《まえあし》に顔《かお》をのせてすわりこんだ天《てん》ちゃんが、うっとり目《め》を細《ほそ》めています。

(キヨくんが、自分《じぶん》でブランコをこげるなんて、ほんま、夢見《ゆめみ》てるみたいやわ)

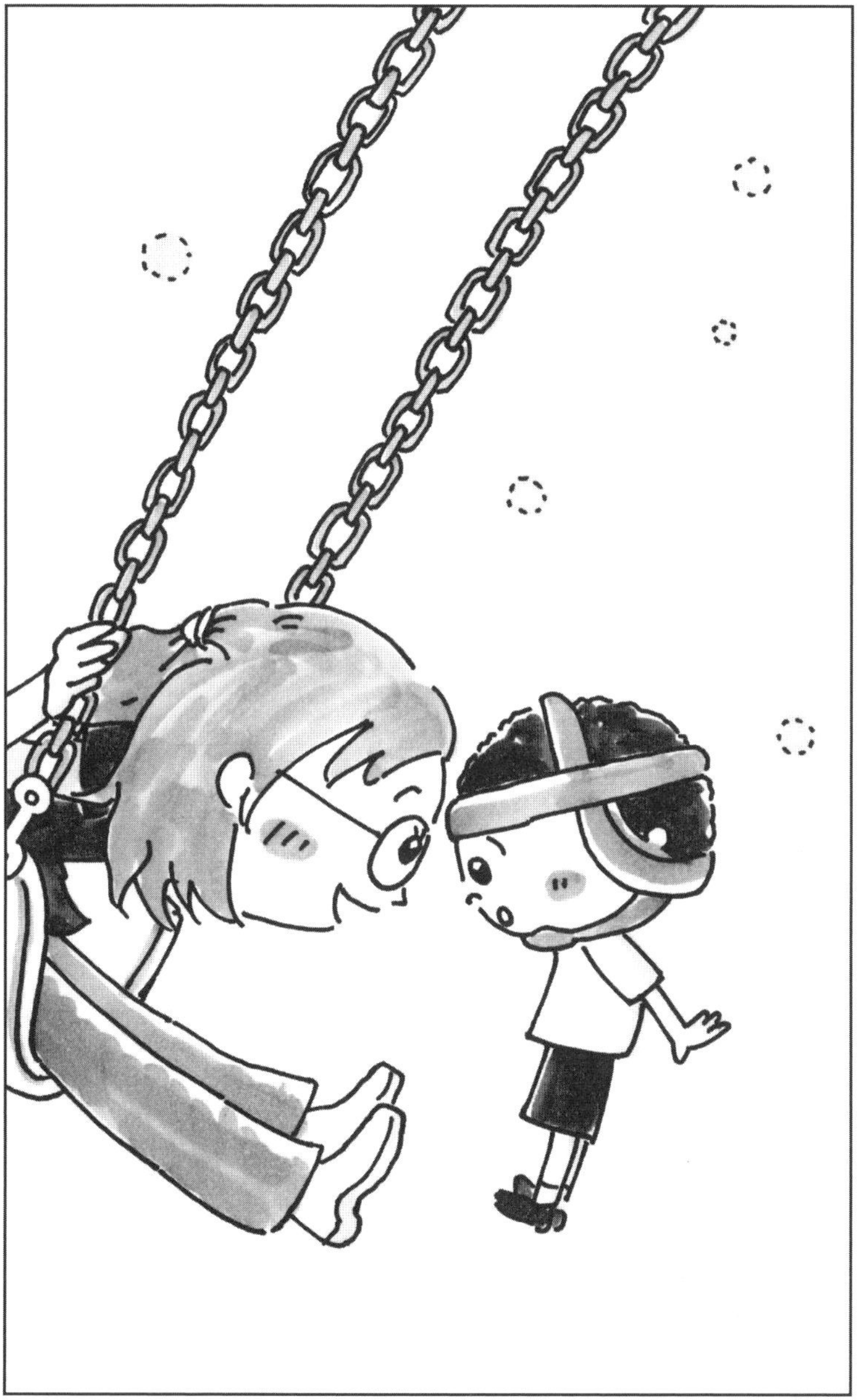

お母《かあ》さんが、そう思《おも》ったときでした。ブランコを両足《りょうあし》でゆすりながら、キヨくんがお母《かあ》さんを見《み》つめました。

「かあ……、さん」

やさしい表情《ひょうじょう》をうかべて、キヨくんがそう呼《よ》びかけたのです。

「えっ!? キヨくん、いまなんていうたの……、なんていうたん」

お母《かあ》さんは、思《おも》わずブランコをとめました。キヨくんは、うつむきかげんでブランコをゆすっています。そして顔《かお》をあげたキヨくんのやさしい目《め》が、お母《かあ》さんを見《み》つめました。

「かあ……、さん」

そのキヨくんの目《め》は、きょうの青空《あおぞら》よりもすみきっていました。

(キヨくんが、『かあさん』といってくれた)

お母《かあ》さんは、夢《ゆめ》の中《なか》にいるようでした。ブランコにからだをまかせたお母《かあ》さんの目《め》から、涙《なみだ》はつぎからつぎとあふれでて、どうにもとまらなくなりました。

ブランコをおりたお母《かあ》さんは、かがんで涙《なみだ》をふきました。でも、また、あついしずくがこみあげてきます。気《き》がつくと、キヨくんが、お母《かあ》さんを心配《しんぱい》そうに見《み》つめています。

「かあ……、さん」

こんどは、お母《かあ》さんの顔《かお》をのぞきこむようにして、キヨくんはいいました。

か、あ、さ、ん――、それは、たった四つの文字《もじ》です。でも、お母《かあ》さんは、たった四つの文字《もじ》が、キヨくんの口《くち》もとからこぼれでる日《ひ》を、ひたすら待《ま》ち望《のぞ》んできました。

そして、それがかなえられるまで、十二年《ねん》の歳月《さいげつ》がかかったのです。そして、その十二年目《ねんめ》の「かあさん」は、お母《かあ》さんにだけわかる四つのひびきでした。

「キヨくん、そろそろおうちに帰《かえ》ろうかぁ」

涙《なみだ》をふいて立《た》ちあがったお母《かあ》さんは、ふと晴《は》れわたった空《そら》を見《み》あげました。

(まさかぁ、う、うそやわ!?)

その空《そら》に、あざやかな虹《にじ》がかかっていました。それは、お母《かあ》さんにだけ見《み》える「はじまりの虹《にじ》」でした。

おわりに――おうちの方《かた》へ

私《わたし》たちは、家族《かぞく》や友達《ともだち》と会話《かいわ》ができることを、当《あ》たり前《まえ》のことと感《かん》じています。会話《かいわ》のない世界《せかい》など、恐《おそ》らく想像《そうぞう》もしません。確《たし》かにコミュニケーションの手段《しゅだん》として、言葉《ことば》はなくてはならないものです。

でも、この言葉《ことば》は、ときに人《ひと》を傷《きず》つけてしまうことが、往々《おうおう》にしてあります。

「おまえなんか、いなけりゃいい」

この一言《ひとこと》で、ずっと仲良《なかよ》しだった友情《ゆうじょう》が、音《おと》をたてるかのように、壊《こわ》れてしまうことがあります。また、お互《たが》いにしゃべりすぎて、かえって不愉快《ふゆかい》な思《おも》いをすることがあります。

この物語《ものがたり》のキヨくんは、言葉《ことば》を自由《じゆう》にあやつることができません。けれど、家族《かぞく》や仲良《なかよ》しの友達《ともだち》と、ふしぎに心《こころ》が通《つう》じ合《あ》います。

それは、キヨくんが、顔《かお》の表情《ひょうじょう》や目《め》の動《うご》きなどで、声《こえ》にはならないけれど、自分《じぶん》の気持《きも》ちを伝《つた》えることができるからでしょう。言葉《ことば》を多《おお》くしゃべられないキヨくんは、誰《だれ》かの心《こころ》を傷《きず》つけるということはありません。反対《はんたい》に、人《ひと》の心《こころ》をあたたかくする不思議《ふしぎ》な力《ちから》を持《も》っているのだという気《き》がしてなりません。

キヨくんが難《むずか》しい病気《びょうき》であるとわかったとき、お母《かあ》さんは他人《たにん》に打《う》ち明《あ》けることができず、貝《かい》のように心《こころ》を閉《と》ざして、孤独《こどく》の中《なか》で悩《なや》みつづけました。でも、夫《おっと》や兄《あに》の将基《まさき》くん、そして目《め》には見《み》えないたくさんの人《ひと》たちの理解《りかい》や応援《おうえん》をえて、閉《と》ざしていた心《こころ》の扉《とびら》を開《あ》けました。

そのお母《かあ》さんは、どんなときもキヨくんの生《い》きようとする力《ちから》を信じ、キヨくんには、キヨくんなりのペースがあるのだということを、身《み》を持《も》って会得《えとく》していきました。

私《わたし》の目《め》をうたがった　無理《むり》だと思《おも》いこんでいたからね
できなくてもいいじゃない　みんな　得意《とくい》　不得意《ふとくい》　持《も》っている
初《はじ》めてジャンプできた日《ひ》　あなたの鼻《はな》が一センチ　高《たか》く見《み》えた
あなたの時計《とけい》は特別仕掛《とくべつじか》け　止《と》まっては　また動《うご》き出《だ》す
おどろかせ　魅《み》せてくれる　あなたからのプレゼント

これは、キヨくんのお母《かあ》さん、林《はやし》優子《ゆうこ》さんが、我《わ》が子《こ》に思《おも》いを馳《は》せて紡《つむ》がれた詩《し》です。いま、世《よ》の中《なか》は相変《あいか》わらず『スピード時代《じだい》』です。人《ひと》よりも速《はや》く、人《ひと》よりも上手《じょうず》に、人《ひと》よりも一点《てん》でも多《おお》くを、我《わ》が子《こ》に望《のぞ》みすぎる母親《ははおや》が多《おお》いように思《おも》えてなりません。

しかし、子《こ》どもには、それぞれに個性《こせい》があるのだということを、もう一度《いちど》、心《こころ》に問《と》いかけてみることが大切《たいせつ》ではないでしょうか。

今《いま》、キヨくんのお母《かあ》さんは、てんかんへの理解《りかい》を深《ふか》めてもらうために、啓発《けいはつ》活動《かつどう》に取《と》り組《く》んでいます。てんかんの薬《くすり》の開発《かいはつ》に役立《やくだ》ててもらおうと、『きよくん基金《ききん》』を募《つの》る会《かい》」を設立《せつりつ》し、理解《りかい》と協力《きょうりょく》の輪《わ》は大《おお》きく広《ひろ》がっています。また、啓発活動《けいはつかつどう》の一環《いっかん》として毎年《まいとし》『ぽっかぽかコンサート』が開催《かいさい》され、多《おお》くの人《ひと》の胸《むね》に共感《きょうかん》を呼《よ》んでいます。

お母《かあ》さんが撒《ま》かれた一粒《ひとつぶ》の種《たね》が、ひとりでも多《おお》くの人《ひと》たちにやさしさを届《とど》け、これからもたくさんの実《み》を結《むす》ぶことを願《ねが》わずにはいられません。

綾野まさる

●キヨくんのお母さんより

私《わたし》には今《いま》までたくさんの転機《てんき》がありました。結婚《けっこん》、出産《しゅっさん》、聖憲《きよのり》の発病《はつびょう》、天《てん》ちゃんが家族《かぞく》になったこと……。泣《な》きメソ母《かあ》さんは、聖憲《きよのり》の生命力《せいめいりょく》と家族《かぞく》やたくさんの方《かた》に支《ささ》えていただき、強《つよ》くなりました。そして、私《わたし》に出来《でき》ることで、これからの子《こ》ども達《たち》のために、何《なに》か出来《でき》ないかと考《かんが》えられるようになったのです。

まず、最初《さいしょ》に始《はじ》めたことは本《ほん》を書《か》くこと。私《わたし》の仕事《しごと》はお母《かあ》さんです。作家《さっか》ではありません。だから私《わたし》は、大賞《たいしょう》は本《ほん》にしますという、ハート出版《しゅっぱん》の「わんマン賞《しょう》」に応《おう》募《ぼ》したのです。グランプリ受賞《じゅしょう》の連絡《れんらく》をいただいた時《とき》は、胸《むね》がドキドキして、すぐには信《しん》じられなかったのを憶《おぼ》えています。そして、

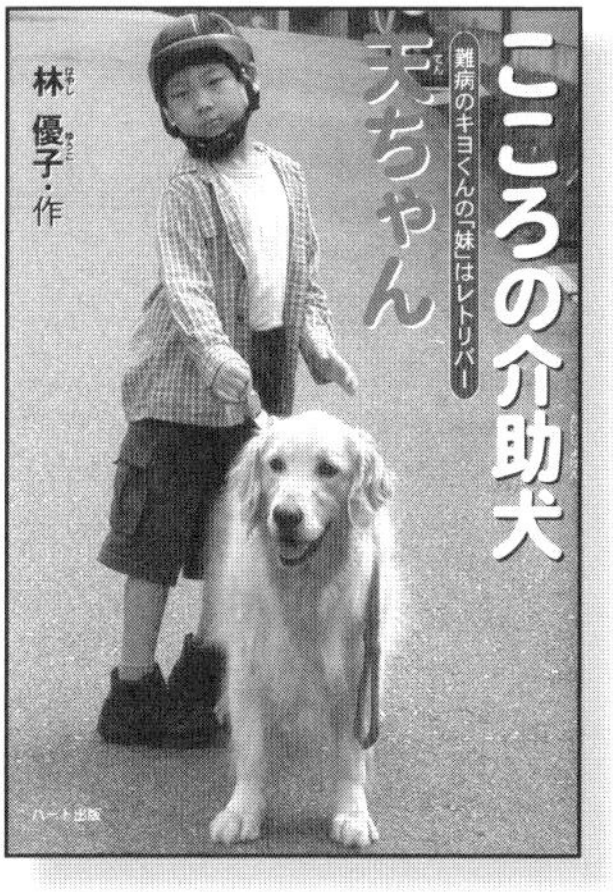
こころの介助犬
天ちゃん
難病のキヨくんの「妹」はレトリバー
林 優子・作
ハート出版

『こころの介助犬《かいじょけん》　天《てん》ちゃん』が出版《しゅっぱん》され、第《だい》一目標《もくひょう》を達成《たっせい》することが出来《でき》たのです。でも、出版《しゅっぱん》が決《き》まったと同時《どうじ》に、お父《とう》さんが一年間《ねんかん》、アメリカに滞在《たいざい》することも決《き》まりました。出版《しゅっぱん》が叶《かな》ったらＳＭＥ《エスエムイー》の研究資金《けんきゅうしきん》を募《つの》るためにボランティアグループを立《た》ち上《あ》げたい、という第《だい》二目標《もくひょう》は、「林《はやし》さんがいない間《あいだ》も、私《わたし》たちで活動《かつどう》しているから、このチャンスを活《い》かそうよ！」と、聖憲《きよのり》の同級生《どうきゅうせい》のお母《かあ》さん方《がた》が中心《ちゅうしん》となって叶《かな》えてくださいました。

「きよくん基金《ききん》を募《つの》る会《かい》」として、活動《かつどう》が始《はじ》まれば、力《ちから》を貸《か》してくださる輪《わ》はドンドン広《ひろ》がっていきました。そのひとつが「ぽっかぽかコンサート」です。一回目《かいめ》は聖憲《きよのり》の担任《たんにん》の先生《せんせい》が「きよくんはわがまま王様《おうさま》」（ホームページで紹介《しょうかい》しています http://www.jttk.zaq.ne.jp/kiyokun/）を朗読《ろうどく》してくださいました。

コンサートが終《お》わると、英語《えいご》の出来《でき》ない家族《かぞく》四人《にん》と一匹《ぴき》がアメリカへ飛《と》び立《た》ちました。天《てん》ちゃんは公式《こうしき》に認《みとめ》められた「介助犬《かいじょけん》」ではありません。が、航空《こうくう》会社《がいしゃ》が「セラピードッグ」として、聖憲《きよのり》になくてはならない犬《いぬ》であり、トイレを含《ふく》め迷惑《めいわく》をかけない犬《いぬ》であると認《みと》めてくださり、一緒《いっしょ》に空《そら》の旅《たび》をすることが出来《でき》ました。ディズニーランドやシーワールドなども一緒《いっしょ》に入《はい》ることが出来《でき》たんですよ！「あの犬《いぬ》は今《いま》、お仕事中《しごとちゅう》だから、邪魔《じゃま》しちゃダメよ」と、子《こ》どもをたしなめるお母《かあ》さんの声《こえ》は幾度《いくど》となく耳《みみ》にし、補助犬《ほじょけん》への認識《にんしき》の高《たか》さに感心《かんしん》しました。聖憲《きよのり》も、そりゃ、天《てん》ちゃんを誇《ほこ》らしげにしていました。

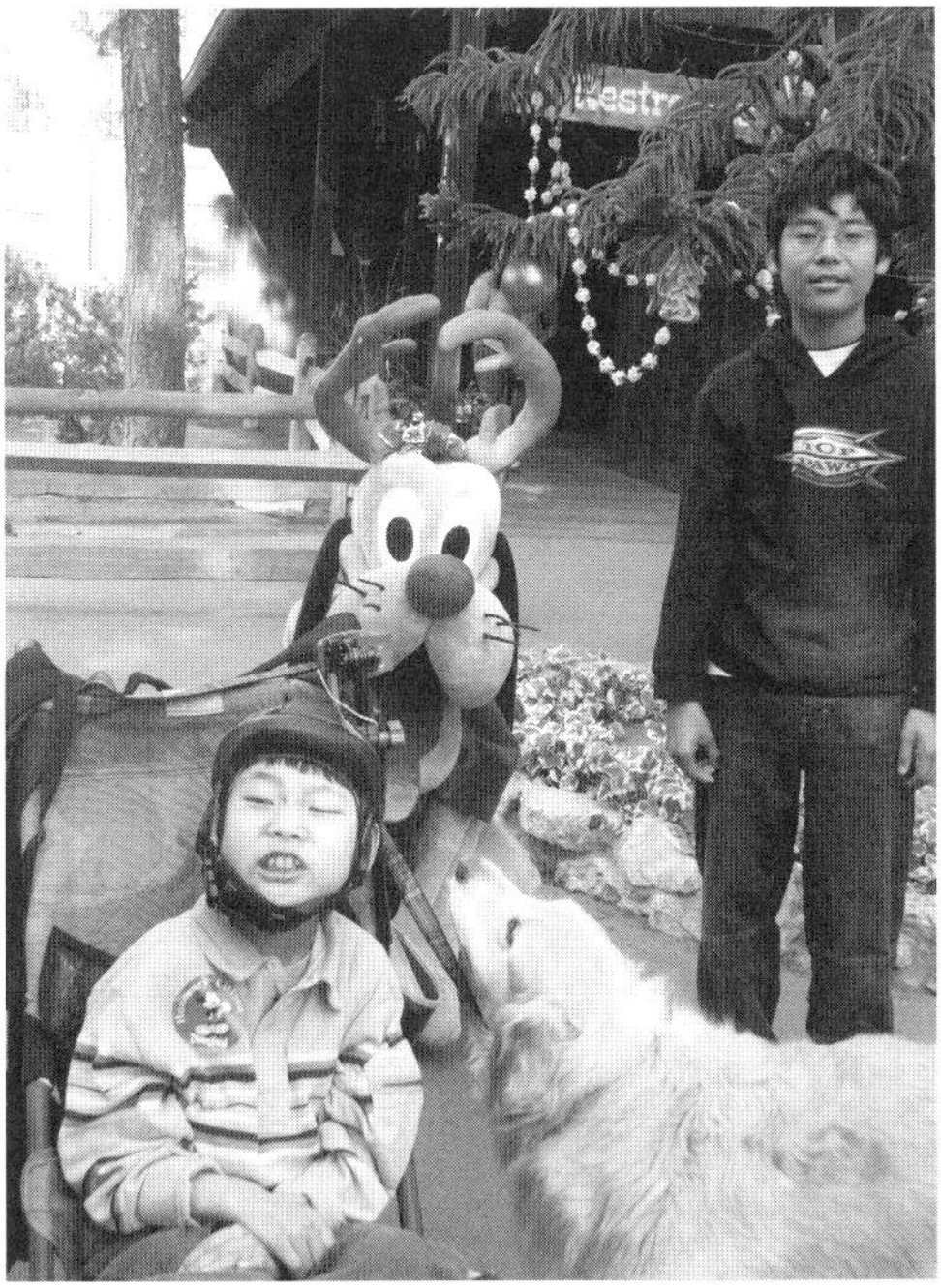
アメリカのディズニーランドで。

　アメリカでの大《おお》きな思《おも》い出《で》は聖憲《きよのり》の通《かよ》う小学校《しょうがっこう》の体育館《たいいくかん》で開催《かいさい》したコンサートです。

PTA《ピーティーエー》がスポンサーになってくださったから叶《かな》ったのですが、そのために私《わたし》が行《おこ》なったプレゼンテーションのことは一生忘《いっしょうわす》れられません。文法《ぶんぽう》はメチャクチャ、話《はな》せる単語《たんご》もわずかでも、聞《き》こうとしてくださる方《かた》には気持《きも》ちが通《つう》じたのです。スーパーやパン屋《や》さんコーヒーショップなどが二百人以上《ひゃくにんいじょう》の昼食《ちゅうしょく》の材料《ざいりょう》を提供《ていきょう》してくださり、出演者《しゅつえんしゃ》・スタッフもすべてボランティアです。

ここで、日本《にほん》との違《ちが》いを感《かん》じたものがあります。「協力《きょうりょく》できることに感謝《かんしゃ》し、誇《ほこ》りに思《おも》います」という言葉《ことば》を何度耳《なんどみみ》にしたことでしょう。アメリカ・中国《ちゅうごく》・韓国《かんこく》など国《くに》を超《こ》えて、地域《ちいき》を巻《ま》き込《こ》んだコンサートは新聞《しんぶん》にも大《おお》きく取《と》り上《あ》げていただき、大盛況《だいせいきょう》でした。

私《わたし》がコンサートのために書《か》き下《お》ろしてきたものは、まさにドキュメントです。

「どうして、そこまで書《か》けるの？」とよく尋《たず》ねられるのですが、それにはふたつの理由《りゆう》があります。ひとつは、偏見《へんけん》を無《な》くすためには、知《し》ってもらうことが必要《ひつよう》ということ。もうひとつは、私自身《わたしじしん》が偏見《へんけん》を持《も》っていたので、「ごめんなさい」という、謝罪《しゃざい》の気持《きも》ちがあるからです。私《わたし》は偏見《へんけん》を持《も》っていたから怖《こわ》さや悲《かな》しさもわかるし、知《し》ってもらうことで、人《ひと》は変《か》わるということもわかるので、これが私《わたし》に出来《でき》ることなんじゃないかと思《おも》っています。

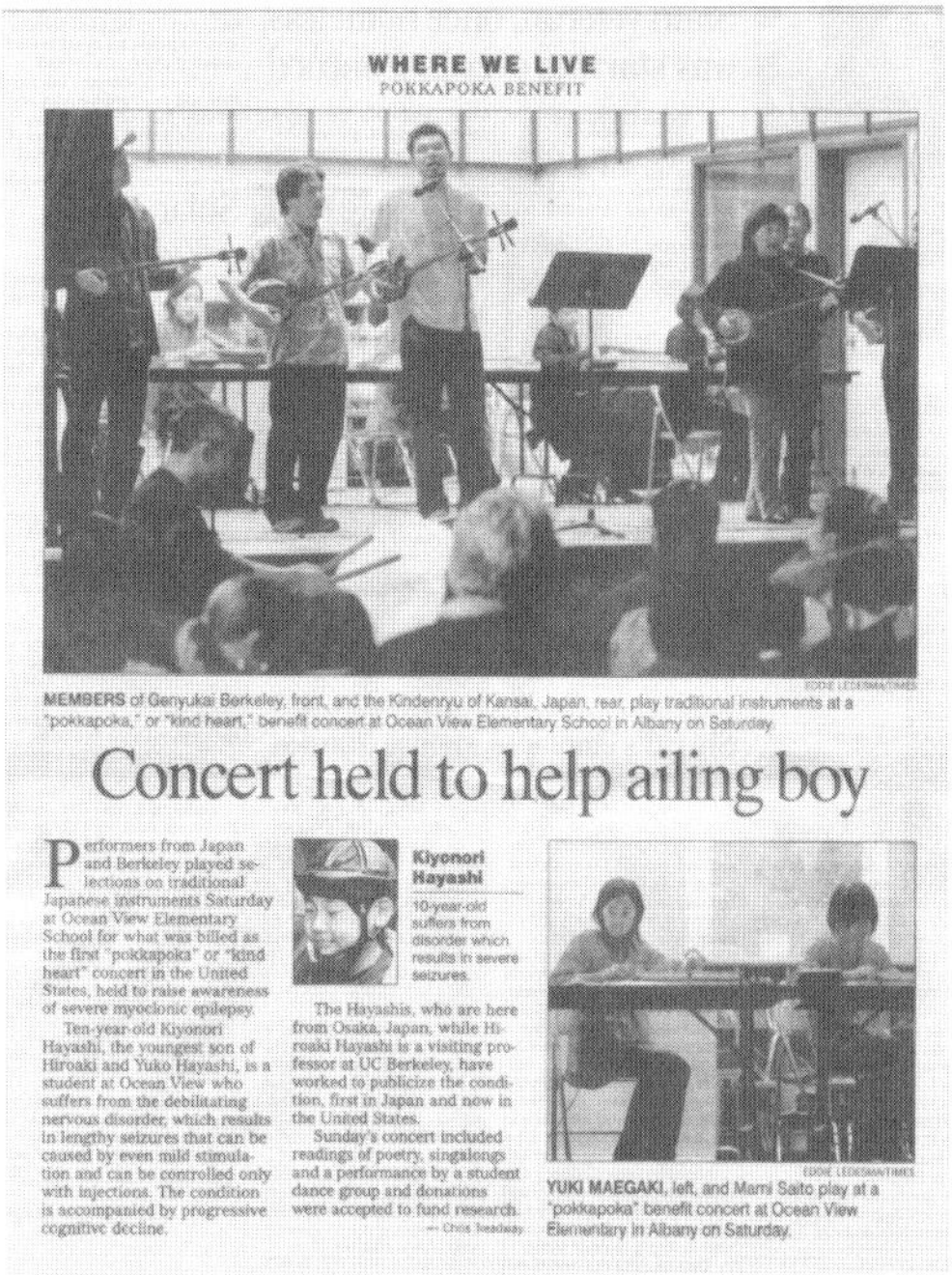
WHERE WE LIVE
POKKAPOKA BENEFIT

EDDIE LEDESMA/TIMES

MEMBERS of Genyukai Berkeley, front, and the Kindenryu of Kansai, Japan, rear, play traditional instruments at a "pokkapoka," or "kind heart," benefit concert at Ocean View Elementary School in Albany on Saturday.

Concert held to help ailing boy

Performers from Japan and Berkeley played selections on traditional Japanese instruments Saturday at Ocean View Elementary School for what was billed as the first "pokkapoka" or "kind heart" concert in the United States, held to raise awareness of severe myoclonic epilepsy.

Ten-year-old Kiyonori Hayashi, the youngest son of Hiroaki and Yuko Hayashi, is a student at Ocean View who suffers from the debilitating nervous disorder, which results in lengthy seizures that can be caused by even mild stimulation and can be controlled only with injections. The condition is accompanied by progressive cognitive decline.

Kiyonori Hayashi
10-year-old suffers from disorder which results in severe seizures.

The Hayashis, who are here from Osaka, Japan, while Hiroaki Hayashi is a visiting professor at UC Berkeley, have worked to publicize the condition, first in Japan and now in the United States.

Sunday's concert included readings of poetry, singalongs and a performance by a student dance group and donations were accepted to fund research.

— Chris Treadway

EDDIE LEDESMA/TIMES

YUKI MAEGAKI, left, and Mami Saito play at a "pokkapoka" benefit concert at Ocean View Elementary in Albany on Saturday.

「WEST COUNTY TIMES」(2006年1月31日付)

ドキュメント番組《ばんぐみ》のお話《はなし》を頂《いただ》いたのも、アメリカ滞在中《たいざいちゅう》の時でした。制作会社《せいさくがいしゃ》の方《かた》が国際電話《こくさいでんわ》を何度《なんど》もかけてきて下《くだ》さり、帰国後《きこくご》に撮影《さつえい》が始《はじ》まりました。聖憲《きよのり》も天《てん》ちゃんも、すぐにスタッフの方《かた》になつき、撮影《さつえい》を楽《たの》しんでいました。

初《はじ》めて「かあさん」と言《い》ってくれたのも、そんな撮影《さつえい》のあった日《ひ》。本当《ほんとう》かしらと疑《うたが》う私《わたし》に、撮《と》ったばかりのビデオを巻《ま》き戻《もど》して見《み》せてくださいました。その後《ご》は、解《と》き放《はな》たれたように、繰《く》り返《かえ》して言《い》ってくれたんですけど……。

聖憲《きよのり》に「かあさん」と言《い》ってもらうのに、十二年《ねん》もかかりました。なんで「ママ」じゃいけないの？　そう言《い》われることもありました。実際《じっさい》にママだったら、もっと早《はや》く言《い》ってもらえたかもしれません。

でも、私《わたし》も聖憲《きよのり》も年《とし》を重《かさ》ねていきます。おじさんになった聖憲《きよのり》が、おばあさんになった私《わたし》を「ママ」と呼《よ》ぶというのが、いやだなぁと思《おも》っていましたから、「かあさん」にこだわったのです。頭《あたま》に一度《いちど》インプットされたものを「年《とし》とったから、これからはこういいなさい」というのは、聖憲《きよのり》にとっては大変《たいへん》なことでしょうから……。それにしても、十二年《ねん》は長《なが》かったです。

中学《ちゅうがく》二年生《ねんせい》になっての「トライやるウィーク」（働《はたら》く体験《たいけん》をする）も、感動《かんどう》

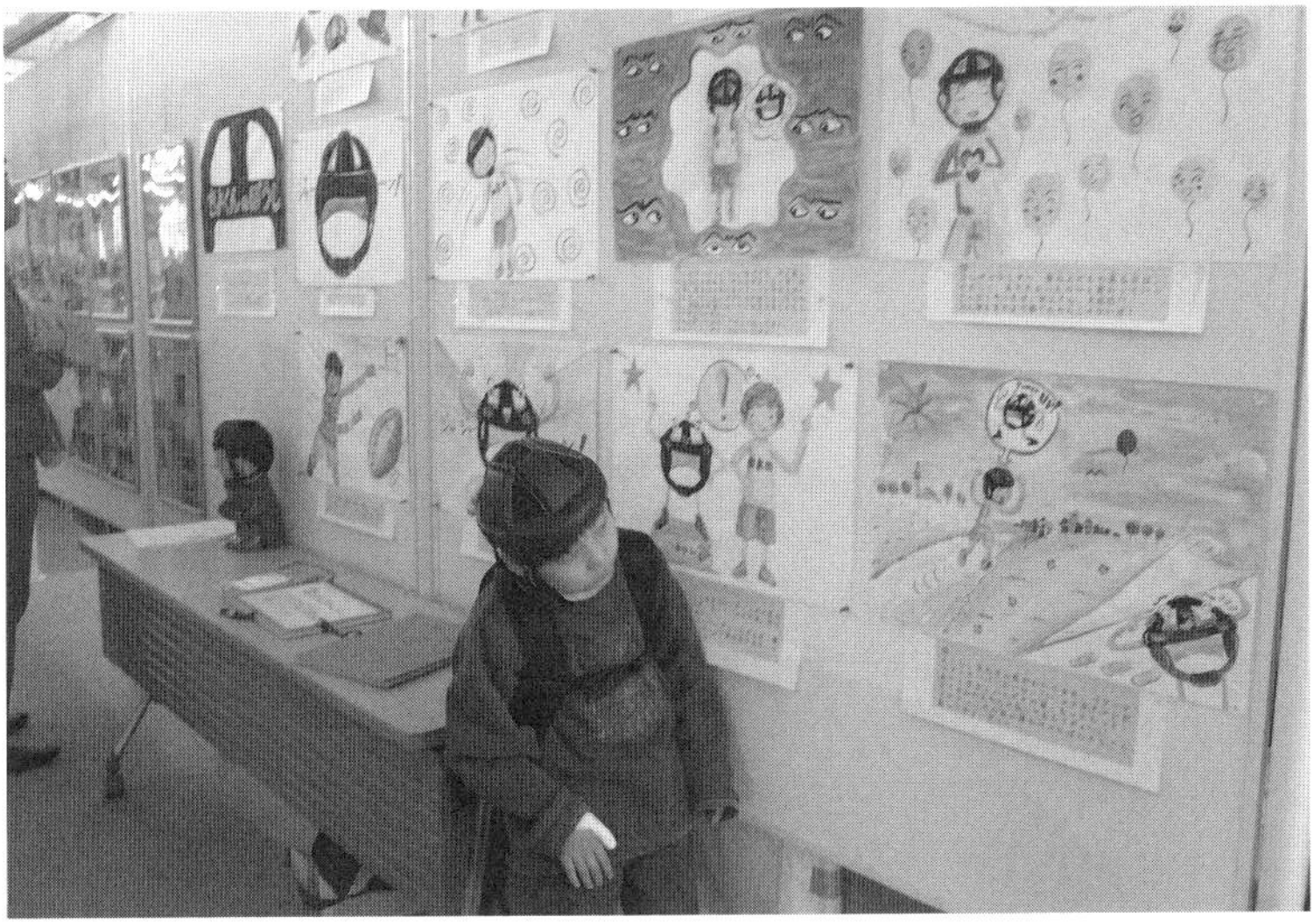

「ヘッドギアマン」の紙芝居《かみしばい》の原画《げんが》を見入《みい》るキヨくん。

の連続《れんぞく》でした。仕事《しごと》なんて何《なん》にも出来《でき》ないと思《おも》っていましたが、毎日《まいにち》、聖憲《きよのり》の出来《でき》る作業《さぎょう》を、しかも日々《ひび》違《ちが》うことをさせていただきました。ちゃんとお仕事《しごと》になっていたと伺《うかが》い、感激《かんげき》の一週間《しゅうかん》でした。授産施設《じゅさんしせつ》（障害《しょうがい》のある方《かた》が働《はたら》いておられます）だったのですが、利用者《りようしゃ》さん（障害《しょうがい》を持《も》った大人《おとな》の方《かた》）、職員《しょくいん》の方々《かたがた》に可愛《かわい》がっていただき、運《うん》のいい子《こ》だと思《おも》います。

最後《さいご》の日《ひ》、利用者《りようしゃ》さんが、「来週《らいしゅう》から淋《さび》しい」と言《い》っていただいた時《とき》には、

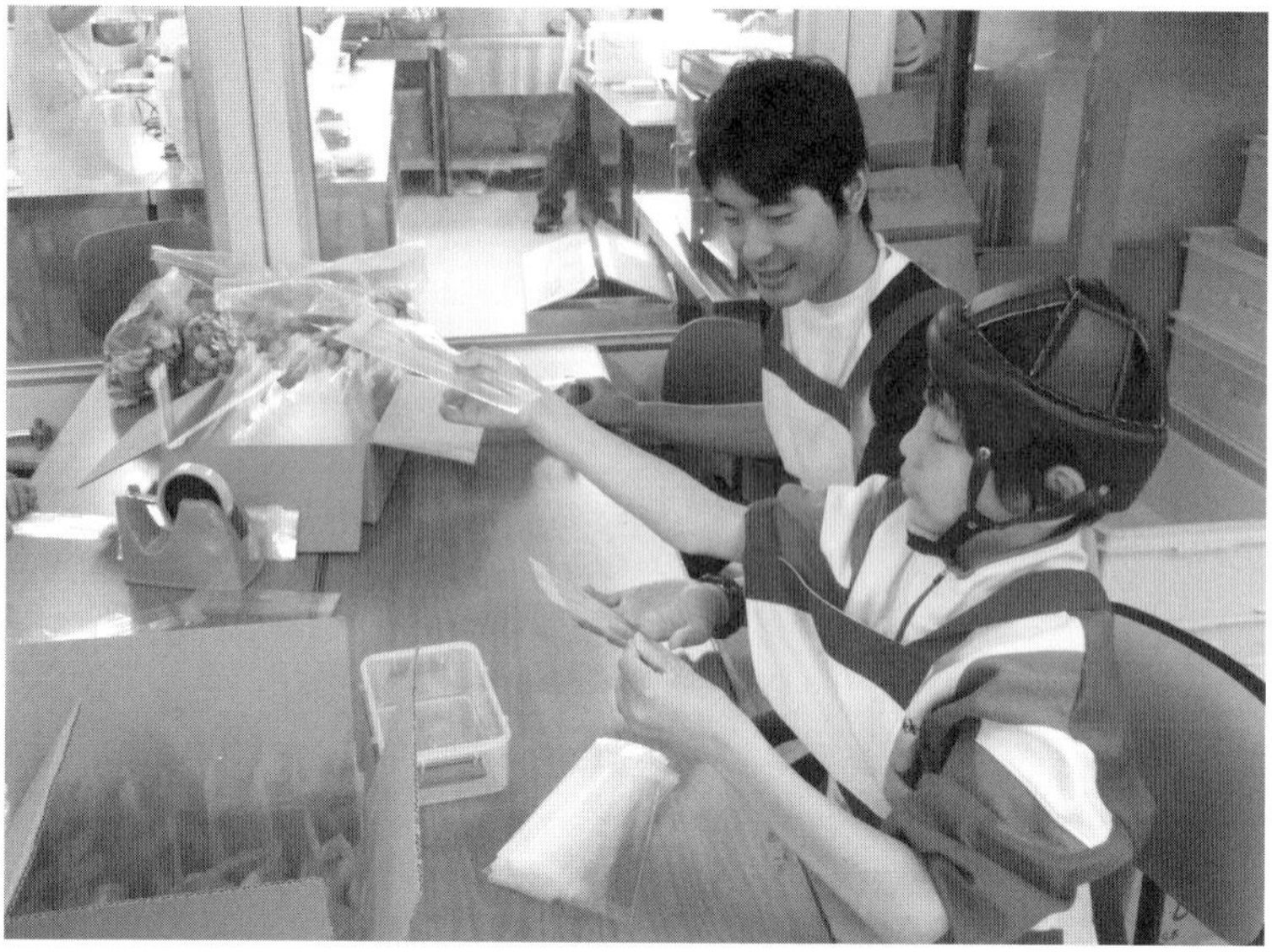

介助《かいじょ》の先生《せんせい》とクッキーの袋《ふくろ》にシリカゲル乾燥剤《かんそうざい》をいれているキヨくん。

胸《むね》が詰《つ》まりました。「大人《おとな》になったら働《はたら》く」という当《あ》たり前《まえ》のことを、聖憲《きよのり》にもしてほしいと願《ねが》っていますから、聖憲《きよのり》はもちろん、私《わたし》にとっても、自信《じしん》となりました。

天《てん》ちゃんは今《いま》、九歳《さい》（人間《にんげん》でいうと五十五歳《さい》）を過《す》ぎました。白内障《はくないしょう》（黒目《くろめ》が白《しろ》く濁《にご》って目《め》が見《み》えにくくなってしまう病気《びょうき》）の症状《しょうじょう》も出始《ではじ》めています。散歩《さんぽ》の時間《じかん》も短《みじか》くなってきていますが、聖憲《きよのり》と一緒《いっしょ》だとたくさん歩《ある》いてくれ、ボール遊《あそ》びを誘《さそ》っ

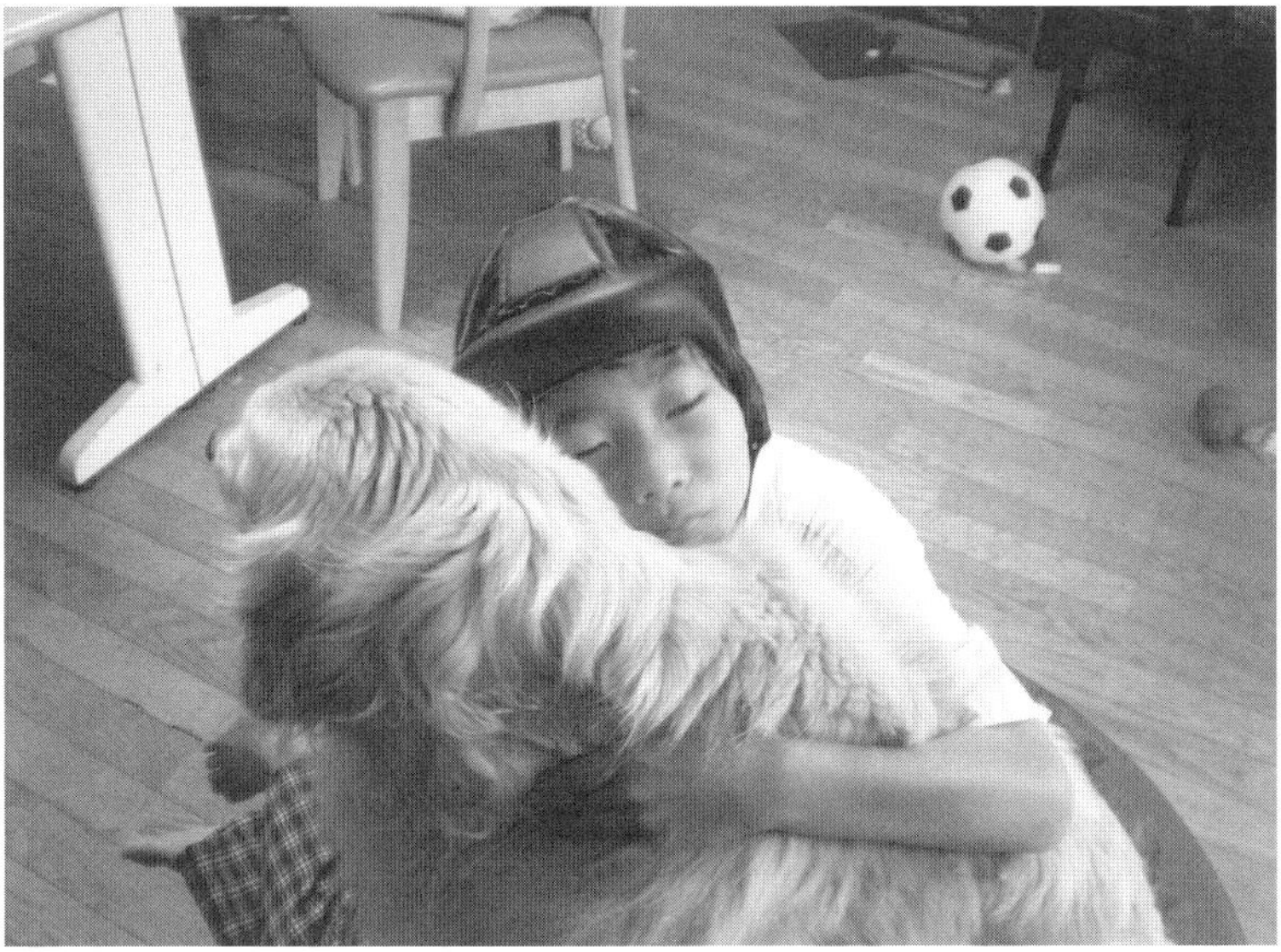

（天《てん》ちゃん！　長生《ながい》きしてね）

てきます。今《いま》まで天《てん》ちゃんが聖憲《きよのり》の面倒《めんどう》をみるという関係《かんけい》から、聖憲《きよのり》が天《てん》ちゃんの面倒《めんどう》をみるというふうに、少《すこ》しずつ変《か》わってきました。聖憲《きよのり》は天《てん》ちゃんを「ワンワン」と呼《よ》びます。天《てん》ちゃんも「次《つぎ》は、わたしを天《てん》ちゃんって呼《よ》んでね」と、待《ま》っていることでしょう。

最後《さいご》になりましたが、私《わたし》たちを見《み》守《まも》り支《ささ》えて下《くだ》さった方々《かたがた》に心《こころ》より「ありがとうございます」と、感謝《かんしゃ》申《もう》し上げます。

林《はやし》　優子《ゆうこ》

[作者] 綾野まさる(あやの・まさる)

本名・綾野勝治。1944年、富山県生まれ。67年、日本コロムビア入社。5年間のサラリーマン生活後、フリーライターとして、特にいのちの尊厳に焦点をあてたノンフィクション分野で執筆。94年、第2回盲導犬サーブ記念文学賞受賞。主な作品に「いのちのあさがお」「帰ってきたジロー」「介助犬武蔵と学校へ行こう」「神さまに質問『いのち』ってなんですか?」(いずれもハート出版)、「900回のありがとう」(ポプラ社)ほか、多数。

日本音楽著作権協会(出)許諾第0807992-801号

12年目のお・か・あ・さ・ん

平成20年7月20日　第1刷発行

著　者　綾野まさる
発行者　日高裕明
発　行　株式会社ハート出版

編集:佐々木照美

〒171-0014
東京都豊島区池袋3-9-23
TEL.03-3590-6077
FAX.03-3590-6078

定価はカバーに表示してあります

印刷・製本/図書印刷

ISBN978-4-89295-592-1 C8093